TESTIMONIANZE

Mio padre combatte con la scoliosi ormai da 25 anni. Il dolore era così lancinante che, alla fine, ha pensato di farsi operare, come estrema risorsa. Conoscendo i molti rischi associati con qualunque tipo di intervento, ho cominciato a fare ricerche sulla scoliosi. È stato così che ho scoperto questo libro del dott. Kevin Lau. Sono sei mesi che la nostra famiglia ha intrapreso questa dieta. Oggi sono felice di dire che la schiena di papà va meglio. In più, tutti noi siamo riusciti a dimagrire e ci sentiamo meglio di quanto siamo mai stati prima!

– Jenny

Quando avevo cinque anni, mia madre notò che camminavo in modo strano e mi portò dal pediatra. Dopo un consulto con un altro medico, confermò che soffrivo di scoliosi. Mi fu prescritto un busto e, per un po' di tempo, sembrò che la mia colonna vertebrale si stesse raddrizzando. Tuttavia, trascorso ancora qualche tempo, ricominciò a incurvarsi. Mia madre e io abbiamo provato di tutto, ma senza risultati. Un amico mi ha detto di questa straordinaria cura del dott. Lau, che corregge la scoliosi e, un minuto dopo, mia madre aveva già acquistato il libro. Cosa avevo da perdere?

Il mese scorso il mio medico ha detto che la mia schiena stava migliorando e diciamo pure che, con gli addominali che ho adesso, sono certo di non tornare più indietro!

– Sam, un sopravvissuto

Questo libro spiega approfonditamente i tre tipi metabolici e i cibi su misura per ciascuno di essi. Ho già detto che le ricette sono squisite? Bene, preparatevi a cominciare l'esperienza gastronomica più straordinaria della vostra vita!

– Sammy, amante del cibo

Avete mai comprato un libro che contiene una lista della spesa e che ti spiega come conservare le tue spezie, nonché i benefici di ciascuna di esse? È il più prezioso di tutti i libri di cucina!

– Zain, entusiasta!

IL TUO LIBRO DI CUCINA PER CURARE *la scoliosi*

LA TUA DIETA PER UNA SCHIENA PIÙ SANA!

del

DOTT. KEVIN LAU

Dott. Kevin Lau
302 Orchard Road #06-03,
Tong Building (Rolex Centre),
Singapore 238862.

Per maggiori informazioni sui materiali complementari:
DVD degli Esercizi, audiolibro e app ScolioTrack per iPhone, visita:

www.HIYH.info
www.ScolioTrack.com

Stampato negli USA

ISBN: 9789810925291

DICHIARAZIONE DI LIMITAZIONE DI RESPONSABILITÀ

Le informazioni e i materiali contenuti in questo libro hanno finalità esclusivamente didattiche
e non sono in alcun modo intesi per la diagnosi, la cura o la prevenzione di eventuali patologie;
non hanno la finalità di sostituire le necessarie cure e valutazioni professionali mediche.
Qualsiasi conseguenza derivante dall'uso di qualunque materiale contenuto in questo libro e dei
materiali associati rimane responsabilità esclusiva del singolo; l'autore, il redattore e l'editore
di questi materiali non sono responsabili di eventuali lesioni, perdite o danni associati a questo
programma. Il suo uso è a tuo esclusivo rischio e personale giudizio. I soggetti con patologie
note o preesistenti sono vivamente consigliati di rivolgersi a un professionista sanitario per la
diagnosi, la valutazione e la cura della predette patologie. L'uso di questo programma dovrebbe
sempre essere associato con eventuali cure prescritte e dovrebbe essere approvato dal tuo
medico o specialista sanitario qualificato prima dell'inizio.

INDICE

Ringraziamenti 9

Introduzione.. 11

PARTE 1 – LE BASI DELLA PALEOTIPIZZAZIONE

Cos'è la paleotipizzazione? 17

L'autotest del tipo metabolico 18

Di cosa ha bisogno la tua colonna vertebrale? 57

I miei consigli basati sulla paleotipizzazione 59

La cucina per la paleotipizzazione.................................. 71

A proposito delle ricette 85

PARTE 2 – LA CUCINA PER LA SCOLIOSI - RICETTE

Insalate

1. Insalata estiva di capesante................................... 88
2. Insalata di gamberi e avocado............................... 89
3. Insalata di pesce con bacon e avocado.................. 90
4. Insalata di tonno ai mirtilli rossi 91
5. Insalata di pollo alla tahina.................................. 92
6. Insalata di pollo alla pesca................................... 93
7. Insalata di broccoli e bacon 94
8. Insalata di manzo al chimichurri........................... 95
9. Maiale in insalata con vinaigrette di datteri 96
10. Insalata di uova alla Benedict 97
11. Insalata di bacon e uova 98
12. Insalata di mirtilli con vinaigrette di lamponi 99
13. Insalata di cavolo riccio con avocado e nocciole ... 100
14. Insalata di melanzane e finocchi 101
15. Insalata di alghe piccante 102
16. Insalata egea.. 103
17. Insalata mista dell'orto 104
18. Insalata cremosa con melanzane 105
19. Insalata per il brunch alla francese..................... 106
20. Cetrioli alla greca 107
21. Insalata di verdure miste grigliate 108

Minestre e zuppe

1. Zuppa di verdure tailandese 110
2. Zuppa cremosa di crauti e salsiccia 111
3. Zuppa di miso con uova in camicia 112
4. Zuppa di zampe di pollo e castagne 113
5. Minestra di pollo con latte di cocco 114
6. Minestra stracciatella con il pollo 115
7. Zuppa di pesce al latte di cocco e curry 116
8. Zuppa di pesce al pomodoro 117
9. Zuppa di pollo messicana 118
10. Minestra di maiale al pomodoro 119
11. Minestrone con polpette di carne 120
12. Zuppa greca con uova al limone 121
13. Crema di funghi 122
14. Zuppa di carciofi e asparagi 123
15. Zuppa di verdure semplice 124
16. Minestra di broccoli frullata 125
17. Zuppa di avocado cremosa 126
18. Zuppa di cipolla alla francese veloce 127
19. Gazpacho 128

Carne

1. Stufato di manzo in casseruola 130
2. Hamburger di manzo per colazione 131
3. Zucca "spaghetti" con ragù di manzo 132
4. Punta di petto di manzo con salsa Chu Hou 133
5. Manzo/maiale saltato al pepe nero 134
6. Maiale con cavolini di Bruxelles grattugiati 135
7. Riso saltato con maiale e verdure 136
8. Maiale grigliato alle spezie con carote 137
9. Pasticcio di maiale ai ravanelli 138
10. Melanzane alla Sichuan 139
11. Insalata greca con agnello 140
12. Terrina di manzo e riso alle verdure alla coreana ... 141
13. Stufato di cervo 142
14. Polpette di manzo con salsa ai funghi 143
15. Manzo saltato 144

16. Bistecca grigliata alle erbe aromatiche.................................. 145

17. Cotolette di agnello alle erbe e limone 146

18. Hamburger di bufalo al rafano 147

Pollame

1. Stufato di tacchino nella slow cooker............................... 150

2. Insalata/stufato di pollo croccante 151

3. Pollo arrosto semplice 152

4. Pollo in salsa barbecue 153

5. Piccata di pollo 154

6. Pollo saltato... 155

7. Omelette di funghi con il kefir 156

8. Pollo alle olive al profumo di arancia 157

9. Uova al burro con i porri... 158

10. Omelette al finocchio e olive 159

11. Burrito per colazione 160

12. Riso con pollo alla messicana con cavolfiore................... 161

13. Spiedini di pollo all'aglio e peperoncino........................ 162

14. Pollo Larb Gai 163

15. Cotoletta di pollo alle nocciole 164

16. Satay di pollo piccante al coriandolo 165

17. Grigliata alla giamaicana 166

18. Cotolette di tacchino veloci 167

19. Caesar salad con pollo alla griglia................................. 168

20. Insalata di tacchino arrosto e tomatillo.......................... 169

21. Hamburger di tacchino al dragoncello 170

22. Uova ripiene semplici 171

23. Quiche senza crosta.. 172

24. Insalata di uova e carciofi 173

Pesce

1. Filetti di pesce con salsa alle noci di macadamia.................... 176

2. Salmone con salsa cremosa al cocco 177

3. Salmone/halibut kabayaki 178

4. Crespelle con salmone affumicato e asparagi 179

5. Gamberi al curry.. 180

6. Gamberi e avocado in stile tropicale 181

7.   Halibut con salsa al burro 182

8.   Halibut in crosta di mandorle al salame piccante 183

9.   Sardine alla griglia con salsa al dragoncello 184

10. Tacos di pesce con salsa agli agrumi 185

11. Filetti di platessa in crosta alle mandorle 186

12. Salmone in crosta alle mandorle 187

13. Branzino al forno con capperi e limone 188

14. Salmone al lime e chipotle 189

15. Tartare di pesce crudo 190

16. Ceviche di pesce crudo 191

Spuntini

1.   Parfait di kefir 194

2.   Frutta secca speziata 195

3.   Indivia belga con miele e noci 196

4.   Carote arrosto al cumino 197

5.   Chip di alghe nori al sesamo e aglio 198

6.   Piccoli frutti con panna di latte di cocco 199

7.   "Hummus" di anacardi 200

8.   Mandorle speziate 201

9.   Spuntini di cavolfiore gustosi 202

10. Polpette di zucchine 203

11. Bocconcini di pesce 204

12. Chip di patate dolci viola e asparagi 205

13. Verdure croccanti 206

14. Noci allo zenzero raffinate 207

15. Strisce gommose di verdura 208

16. Crema di noci 209

17. Halva veloce 210

Lista della spesa: Tipo proteico 211

Lista della spesa: Tipo carbo 212

Considerazioni finali 213

Ringraziamenti

Sono particolarmente grato al mio redattore e ai grafici che hanno curato la copertina e l'impaginazione del libro per il loro aiuto nella realizzazione di questo straordinario volume di ricette studiate per la scoliosi. Grazie alla mia professione di chiropratico, incontro molti pazienti onestamente impegnati in un improbo sforzo per vivere una vita soddisfacente nonostante la scoliosi. Ebbene, la natura ha modi insoliti di offrire rimedi contro le peggiori infermità. L'alimentazione e la dieta hanno un incredibile potere per la cura dei sintomi della scoliosi e per fornire sollievo a questa patologia.

Dedico questo Libro di cucina a tutti i meravigliosi essere umani che dimostrano una forza straordinaria nell'affrontare la scoliosi. Spero sinceramente che il contenuto del presente volume li aiuterà il più possibile ad alleviare il loro dolore e la loro sofferenza.

Sinceramente,

Dr. Kevin Lau

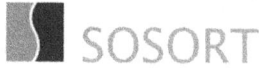

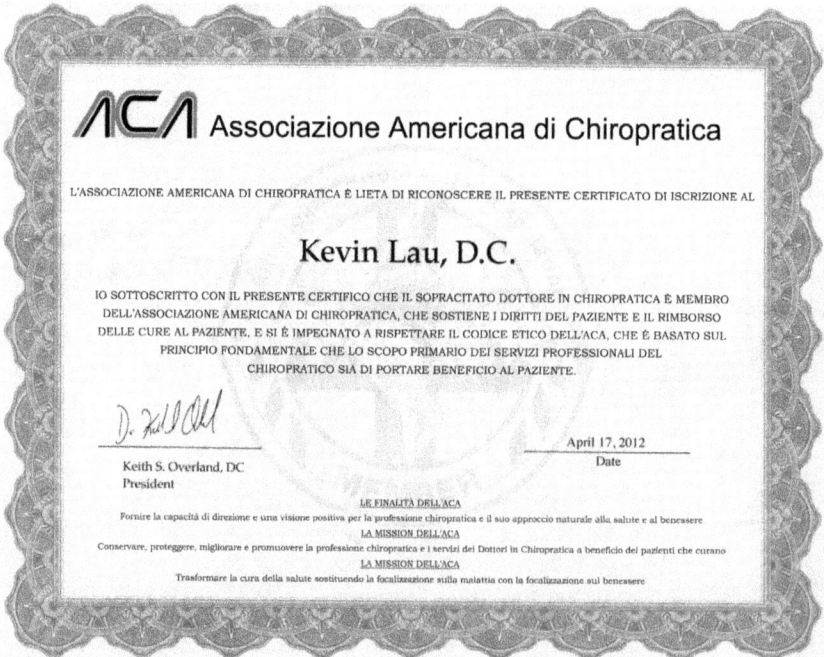

Il dott. Kevin Lau si è laureato in Chiropratica presso la RMIT University di Melbourne in Australia e ha conseguito un master in Nutrizione Olistica presso il Clayton College of Natural Health negli Stati Uniti. È membro della International Society On Scoliosis Orthopaedic and Rehabilitation Treatment (SOSORT), la principale associazione internazionale per la cura conservativa delle deformità spinali.

Introduzione

In quanto chiropratico, nutrizionista, autore e ricercatore, sono sempre molto impegnato e guardo alla mia vita con grande entusiasmo! Perché mi senta sempre così pieno di vita... è una cosa su cui riflettere!

Come riesco a essere al meglio delle mie condizioni psicofisiche tutto l'anno? Mi è servito del tempo per imparare a prendermi cura del mio organismo. Come ho già spiegato nel mio precedente volume, da ragazzo ho lavorato come cameriere in un fast food. Sempre circondato da cibo spazzatura, mangiavo hamburger, bevevo frullati e litri di bibite gasate ogni giorno.

Anche se non ingrassavo, il mio organismo era comunque sconvolto. Soffrivo di acne e mi sentivo sempre esausto, come se avessi le batterie scariche. Mancavo di energia per fare qualsiasi cosa.

Tuttavia ho compreso presto che il modo in cui mi sentivo era conseguenza di come nutrivo il mio organismo. È stato a quel punto che ho capito di dover rivoluzionare completamente la mia alimentazione.

Oggi, sto meglio di quanto non sia mai stato e ho più energia del coniglietto di una famosa pubblicità di batterie!

La paleodieta è un moderno programma nutrizionale che imita la dieta dei nostri antenati preistorici, che avevano un organismo molto più sano e immune da malattie. L'ho adottata in base al mio specifico tipo metabolico e continuo a goderne gli effetti. È un autentico piacere scoprire i segreti della cucina dei nostri progenitori, sviluppati sulla base del loro istinto di scoprire gli alimenti. Ci si può meravigliare di fronte alla loro capacità innata di assumere i nutrienti e inserirli nella propria dieta.

Le ricetta della paleodieta sanno stuzzicare nel modo giusto il tuo palato.

I grandi chef mettono molto sentimento nella preparazione dei propri piatti. E io, cosa ti trasmetterò con questo libro di cucina?

Questo volume contiene 115 irresistibili ricette. Ciascuna di esse è fornita in tre versioni, corrispondenti a tre diversi tipi metabolici.

Quindi, le ricette di questo libro sono studiate su misura per il tuo tipo metabolico e, di conseguenza, ti suggeriscono un'alimentazione terapeutica adeguata alle tue caratteristiche genetiche e alla tua deformità.

Curo molti pazienti affetti da scoliosi, proprio come te, e c'è una cosa che ricordo sempre loro. Una diagnosi di scoliosi non è una condanna all'ergastolo! Seguendo questa dieta e cercando di mettere in pratica le metodologie olistiche che ho illustrato nei miei altri libri, come in quello degli esercizi, e usando i dispositivi medici consigliati, osserverai un notevole miglioramento dell'allineamento della colonna vertebrale.

Adottare la paleodieta significa dire addio a tutti i "cibi cattivi", quali lo zucchero, gli alimenti elaborati, i cereali. Significa anche dare il benvenuto a gruppi di cibi più sani, come il pesce, il pollame, le carni, la frutta fresca e secca e la verdura. Sono i cibi alcalini che minimizzano la perdita di calcio, garantendo la salute delle ossa ed evitando la perdita di massa muscolare. Le ricetti contenute in questo libro sono piene di cibi alcalini. Per esempio, diverse ricette utilizzano cibi fermentati e probiotici, ottimi per rinforzare il sistema immunitario, migliorare i livelli energetici e aumentare i batteri benefici che costituiscono la microflora intestinale.

Sono certo che conosci il detto "senza fatica non si ottiene nulla". Ebbene, adottando queste ricette, dovrai rinunciare ad alcuni dei tuoi cosiddetti "cibi preferiti". Tuttavia, ti assicuro che la tua ricompensa sarà molto maggiore, cioè corpo e mente in buona salute, in qualunque momento dell'anno, proprio come me.

I trucchi di cucina, che sono parte integrante di questo libro, ti aiuteranno a evitare la perdita dei nutrienti importanti durante la cottura. Tireranno fuori lo chef che c'è in te, evidenziando le tue capacità ai fornelli. Dopotutto, non si sa mai, potresti trasmettere questa saggezza di generazione in generazione, proprio come i ricordi e i cimeli della tua famiglia...

Le ricette di questo libro ti aiuteranno a realizzare piatti più appetitosi e più nutrienti, che forniranno tutto l'apporto necessario al tuo organismo, al tuo spirito e al tuo stile di vita. Per di più, sono veloci, facili da preparare e adatte anche per le persone più impegnate!

Allora, mi inviti a cena?

PARTE 1 Le basi della paleotipizzazione

Capitolo 1

Cos'è la paleotipizzazione?

In termini semplici, la paleotipizzazione è una combinazione salutare della paleodieta originaria e della dieta basata sui tipi metabolici.

La paleodieta si ispira alle abitudini alimentari dei nostri progenitori più antichi, che erano principalmente costituite da animali e piante selvatiche. Parte dall'ipotesi che i nostri antenati avessero una profonda comprensione della capacità del proprio corpo di autoregolarsi e di curarsi da solo. Essi si nutrivano solo degli alimenti che la natura gli forniva e per i quali i loro organismi erano adattati. Di conseguenza, utilizzavano una minima energia per digerire e assimilare, traendo allo stesso tempo il massimo effetto curativo e raggiungendo una salute ottimale.

Il secondo aspetto della dieta è individuare i cibi corretti in base al proprio tipo metabolico. Ciascuno di noi ha un metabolismo unico e diverso da tutti gli altri. La tipizzazione metabolica definisce il modo in cui funziona internamente il nostro organismo e quello in cui elabora il cibo e assorbe i nutrienti. Sappiamo che le sostanze nutritive adeguate per una persona possono non essere adatte per un'altra e addirittura dannose per altre ancora.

Quindi, quando adotti la paleodieta, identificata in base al tuo tipo metabolico, otterrai la dieta ottimale che ho definito "paleotipizzazione".

In qualità di chiropratico e nutrizionista, comprendo la tua sofferenza e il tuo disagio, sia fisico che psicologico. Negli anni, ho cercato di semplificare l'alimentazione e la cura ma, in ultima analisi, la salute non è uguale per tutti. Risalendo alla radice, i pazienti e i lettori devono imparare come sintonizzarsi con il modo in cui il proprio organismo risponde ai cibi, che è ciò che in cui la tipizzazione metabolica può esserti utile. Perciò, ho cercato di sviluppare quelle metodologie olistiche non invasive che possono aiutarti a correggere la curva della colonna vertebrale. Questa è la principale ragione che mi ha spinto a scrivere questo libro di ricette... per illustrarti la dieta della paleotipizzazione.

L'AUTOTEST DEL TIPO METABOLICO

Introduzione

Nel libro "Il tuo piano per la prevenzione e la cura naturale della scoliosi" sono state esposte alcune semplici basi del test del tipo metabolico. Qui, illustro invece un test più completo, descritto per la prima volta da Bill Wolcott nelle sue ricerche sui tipi metabolici.

Ciascuno di noi è diverso dagli altri ed è questo che rende unico ogni individuo. Sappiamo di essere tutti diversi sotto l'aspetto fisico, emotivo e spirituale. Tuttavia, possiamo non essere consapevoli di essere diversi anche nel modo di elaborare il cibo e nelle nostre funzioni organiche. È proprio per questa ragione che dovremmo anche mangiare in modo diverso.

Curiosamente, la tipizzazione metabolica non rappresenta una novità, se pensiamo al detto di un antico scrittore latino secondo il quale "quello che è cibo per un uomo è veleno per un altro".

Prendiamo l'esempio di un'auto. Puoi alimentare a gasolio una macchina costruita per funzionare a benzina? Lo stesso vale per il tuo organismo. Il cibo che entra dalla tua bocca può far funzionare il tuo corpo in modo efficiente, come una macchina, se soddisfa tutti i tuoi requisiti genetici. Altrimenti, può provocare il caos nel tuo organismo, facendoti sentire stanco, ammalato e, in generale, in cattive condizioni fisiche.

Queste sono le basi teoriche della tipizzazione metabolica, che assicurano che tu consumi esattamente ciò di cui hai bisogno e non ciò che serve a qualcun altro.

William Wolcott, assieme ad altri moderni ricercatori nel campo dell'alimentazione, concorda sull'esistenza di tre tipi metabolici: proteico, carbo e misto. Vediamo brevemente come tali tipi vengono definiti.

Le persone che ricadono nella categoria del tipo proteico devono concentrarsi su proteine ad alta densità e alto contenuto di purina, presenti nelle cosiddette carni rosse, come le cosce di pollo, l'agnello, il manzo, il salmone e le interiora. Devono limitare l'assunzione di carboidrati altamente glicemici, come zuccheri, patate e cereali raffinati.

Invece, dovrebbero preferire i cereali integrali, le verdure a basso contenuto glicemico come gli asparagi, i fagiolini, il cavolfiore, gli spinaci, il sedano e i funghi. Anche la quantità di frutta che consumano deve essere limitata, perché i tipi proteici tendono ad avere problemi di glicemia. Dovrebbero quindi mangiare avocado, noci di cocco, olive verdi, mele verdi e pere.

I tipi proteici dovrebbero fare frequenti spuntini ed evitare assolutamente gli alcolici di qualsiasi genere.

Invece, il tipo carbo deve concentrarsi su una dieta ipoproteica (a basso contenuto di purina), su cibi poco grassi, come pollo, pesce e verdure.

Inoltre, le persone che appartengono a questo tipo metabolico tollerano bene i cibi ricchi di amido. Anche se il loro organismo assorbe facilmente alimenti di questo genere, come cereali e legumi, non devono comunque assumerli in misura eccessiva.

Per i tipi carbo, qualsiasi genere di frutta va bene, in particolare i piccoli frutti e gli agrumi.

Il tipo misto può unire cibi proteici e ricchi di carboidrati in uguali proporzioni.

Quando il tuo metabolismo sarà equilibrato, avrai naturalmente più energia di quanto tu abbia mai ritenuto possibile.

Continua a leggere e fai il test del tipo metabolico, per cominciare ad alimentare il tuo corpo con il "carburante" giusto affinché possa funzionare in modo ottimale.

Per approfondire l'argomento della tipizzazione metabolica, leggi anche il mio libro Il tuo piano per la prevenzione e la cura naturale della scoliosi.

Istruzioni

Per ciascuna delle domande seguenti, scegli la risposta (A, B, C) che meglio si adatta al tuo caso.

Se, per una o più domande, ritieni con assoluta certezza che nessuna delle risposte fornite corrisponda al tuo caso, evita semplicemente di rispondere a quella domanda.

Tuttavia, in alcuni casi, potresti ritenere che nessuna delle risposte fornite per una particolare domanda descriva esattamente il tuo caso. Se è così, rispondi senza preoccuparti dei dettagli, semplicemente scegliendo la risposta che corrisponde meglio alla tua tendenza generale.

Tieni presente che stiamo cercando di individuare i tuoi schemi metabolici o le tendenze generali. Non è necessario soppesare ogni minimo dettaglio delle domande e delle risposte.

Rispondi a tutte le domande facendo riferimento alla tua situazione attuale, non a com'eri in passato o a come vorresti o ritieni che dovresti essere. Cerca di essere il più scrupoloso e onesto possibile. Comunque, ricorda che non ci sono risposte giuste e risposte sbagliate!

Potresti restare sorpreso, accorgendoti di non conoscere le risposte ad alcune domande. Per esempio, potresti non saper prevedere come reagiresti a uno specifico tipo o a una combinazione di cibi. In tal caso, la cosa migliore è sospendere il test fino al momento in cui potrai provare la tua reazione ai cibi in questione. Non impazzire per rispondere alle domande, anche se la precisione delle risposte è importante. Perciò la cosa migliore è rispondere con calma, senza affrettarsi.

Tieni presente che potrai sempre rifare il test in qualunque momento e confrontare i risultati ottenuti. È comunque una cosa utile da fare di tanto in tanto, per verificare se la chimica del tuo organismo è cambiata. In effetti, questi cambiamenti sono assolutamente normali ed è probabile che si verifichino.

1. Rabbia e irritabilità

Tutti ci arrabbiamo qualche volta, "per un buon motivo". Ma per alcuni, la rabbia e l'irritabilità sono sentimenti quotidiani o per lo meno molto frequenti e sono influenzati da ciò che mangiano (o non mangiano). Se non vai soggetto facilmente a rabbia e irritazione nervosa influenzata da ciò che mangi, salta la domanda.

A. Quando mi sento arrabbiato, se mangio carne o cibi grassi mi sembra di sentirmi peggio.

B. Qualche volta il fatto di mangiare allevia la mia rabbia, senza che apparentemente sia rilevante che cosa mangio.

C. Noto spesso che i sentimenti di rabbia e di irritazione si presentano dopo aver mangiato qualcosa di grasso e pesante, come la carne.

2. Ansia

Alcune persone tendono a essere ansiose, apprensive o preoccupate. In molti casi, questi sentimenti vengono enfatizzati o alleviati dal tipo di cibo che consumano. Non rispondere a questa domanda se non vai soggetto ad ansia influenzata da specifici gruppi di alimenti.

Quando mi sento ansioso:

A. La frutta o la verdura mi calmano.

B. Riesco ad alleviare il mio stato mangiando praticamente qualunque cosa.

C. I cibi grassi e pesanti migliorano il mio stato, riducendo la sensazione di ansia.

Punteggi della pagina

A = _____   B = _____   C = _____

3. Colazione ideale

Alcuni sostengono che la colazione sia il pasto più importante della giornata. Ma, dal punto di vista metabolico, questo non è vero. In realtà, ogni volta che mangi, ciò che conta è quello che mangi, perché la tua capacità di "funzionare" dipende dal tipo di carburante che fornisci al "motore" del tuo metabolismo. Che tipo di colazione ti dà più energia, maggiore sensazione di benessere e soddisfa la tua fame più a lungo?

A. nessuna colazione o qualcosa di leggero come un frutto e/o dei cereali o fette biscottate e/o latte o yogurt.

B. uovo/a, fette biscottate/pane, frutta.

C. una colazione pesante di tipo anglosassone, con uova, bacon o prosciutto e pane imburrato.

4. Cibi che preferisci

Fingi che sia il tuo compleanno e che tutte le regole dietetiche e (si suppone) salutari oggi non valgano. Sei libero di fare quello che vuoi e di concederti i piatti che preferisci e goderteli. Se stasera andassi a cena fuori, che tipo di cibi sceglieresti?

A. Sceglierei cibi leggeri, come pollo, tacchino, pesce in bianco, insalate, verdure e assaggerei diversi dolci.

B. Scegliere una combinazione dei cibi elencati nelle risposte A e C.

C. Scegliere cibi pesanti, ricchi e grassi, come arrosto di manzo, manzo Stroganoff, costolette di maiale, arrosto di maiale, salmone, patate, sughi, poca verdura o magari un'insalatina condita o con salsa al formaggio, solo un cheesecake o niente dolci.

Punteggi della pagina

A = _____   B = _____   C = _____

---

5. Clima

Il clima, la temperatura, l'ambiente: tutti questi fattori possono modificare parecchio il benessere, l'energia, la produttività e lo stato d'animo di una persona. Alcuni stanno bene quando fa caldo, mentre altri si sentono deboli. Alcune persone si sentono più attive quando fa freddo, mentre altre si ritirano in casa e si "ibernano". Per altri ancora, sembra che clima e temperatura facciano poca differenza. Scegli la risposta che descrive meglio il modo in cui la temperatura influisce su di te e sulle tue capacità di agire.

A. Sto meglio quando è caldo. Non sopporto il freddo.

B. La temperatura non è importante. Sto bene sia che faccia caldo o freddo.

C. Preferisco il freddo o le temperature basse. Non sopporto il caldo.

6. Oppressione toracica

Alcuni tipi metabolici tipicamente percepiscono un senso di "oppressione toracica", una sensazione di pressione localizzata nell'area del torace. Le persone riferiscono spesso la sensazione di un peso appoggiato sul torace, associata a un'impressione di mancanza di fiato.

C. Ho tendenza ad avere problemi di oppressione toracica.

Le risposte A e B non sono disponibili.

Punteggi della pagina

A = _____   B = _____   C = _____

7. Caffè

Il caffè, se è biologico, correttamente preparato e se non se ne abusa, è una bevanda accettabile per alcuni tipi metabolici. Naturalmente, gli eccessi sono sempre dannosi, anche se si tratta di bere acqua. Tuttavia, il caffè può avere effetti diversi su persone diverse. Indica come il caffè influisce normalmente sulla tua giornata.

A. Mi sento bene bevendo caffè (purché non ne beva troppo).

B. Posso berlo o meno.

C. Non mi sento bene, se bevo caffè. Mi provoca tremore, nervosismo, nausea, iperattività o irritabilità.

8. Appetito a colazione

L'appetito varia notevolmente da persona a persona e può essere famelico, normale o molto scarso. Naturalmente, il tuo appetito può variare in qualche misura a seconda dei giorni, ma questa domanda riguarda la tua tendenza generale. L'appetito è "normale" quando ci si sente affamati in prossimità dei normali orari dei pasti (mattina, mezzogiorno e sera), ma senza particolari eccessi in entrambe le direzioni.

Il mio appetito a colazione di solito è:

A. Scarso o assente.

B. Normale. Non è particolarmente abbondante né scarso.

C. Notevolmente abbondante o sopra la media.

Punteggi della pagina

A = _____   B =_____   C =_____

9. Appetito a pranzo

In molte persone, l'intensità dell'appetito varia a colazione e a pranzo, nonché a cena. In altre, rimane più o meno lo stesso durante la giornata. Scegli la risposta che descrive meglio la tendenza caratteristica del tuo appetito nella maggior parte dei casi.

A pranzo, il mio appetito di solito è:

A. Scarso o assente.

B. Normale. Non è particolarmente abbondante né scarso.

C. Notevolmente abbondante o sopra la media.

10. Appetito a cena

Molte persone hanno più appetito a cena. Per altre, invece, vale esattamente il contrario. Come si comporta il tuo appetito a cena rispetto agli altri momenti della giornata? Scegli la risposta che descrive meglio il tuo appetito consueto attorno all'ora di cena.

A cena, il mio appetito di solito è:

A. Scarso o assente.

B. Normale. Non è particolarmente abbondante né scarso.

C. Notevolmente abbondante o sopra la media.

Punteggi della pagina

A = _____   B = _____   C = _____

11. Concentrazione

La concentrazione o un'intensa attività mentale richiede, di norma, molta energia e quindi un sufficiente apporto di "carburante". Ma quest'ultimo deve essere del tipo giusto per permettere ai vari individui di mantenersi lucidi e concentrati. Il tipo di carburante sbagliato può renderti intellettualmente iperattivo, provocando un flusso di pensieri incontrollato. Oppure può renderti svagato o assonnato, senza che ti sia possibile fissare un pensiero.

Quali cibi peggiorano la tua capacità di concentrazione?

A. Carne e/o cibi grassi.

B. Non mi pare che nessun particolare tipo di cibo mi impedisca di concentrarmi.

C. Frutta, verdura e carboidrati dei cereali.

12. Tosse

Di solito pensiamo alla tosse come a un sintomo associato a varie malattie. Alcune persone, però, tossiscono naturalmente, anche se non sono malate. Di norma, si tratta di una tosse secca e di breve durata, spesso peggiore di notte o subito dopo mangiato. Se ti riconosci in questa descrizione, spunta la risposta C qui sotto.

C. Tendo a tossire tutti i giorni.

Le risposte A e B non sono disponibili.

Punteggi della pagina		
A = _____	B =_____	C =_____

13. Pelle screpolata

Alcune persone soffrono di screpolature della pelle, che sembrano manifestarsi senza alcun motivo apparente. Di solito sono localizzate sulle dita delle mani o in alcune zone dei piedi, in particolare sui talloni. Il problema può presentarsi in qualunque periodo dell'anno, ma tende a essere più frequente d'inverno.

C. Ho la tendenza ad avere la pelle screpolata.

Le risposte A e B non sono disponibili.

14. Voglie di cibo

Molte persone non vanno soggette a "voglie" di cibo, quindi rispondi a questa domanda solo se a te, invece, accade. Lo zucchero è stato deliberatamente escluso dall'elenco perché la maggior parte di persone, quando si sentono prive di energia, provano automaticamente il desiderio di qualcosa di dolce. Indica qualsiasi altro tipo di voglia di cibo a cui tu sia soggetto, escluso lo zucchero.

A. Verdura, frutta, prodotti a base di cereali (pane, cracker, ecc.).

C. Cibi salati, grassi (noccioline, formaggio, patatine, carne, ecc.).

La risposta B non è disponibile.

15. Forfora

La forfora è l'esfoliazione o desquamazione della cute della testa, che si presenta con le tipiche scaglie biancastre. Se tendi ad andare soggetto alla forfora, spunta la risposta C qui sotto.

C. Tendo ad avere problemi di forfora.

Le risposte A e B non sono disponibili.

Punteggi della pagina

A = _____   B = _____   C = _____

---

16. Depressione

Come altri problemi emotivi, la depressione può avere molte cause diverse. Tuttavia, viene spesso alleviata o peggiorata da ciò che si mangia. Se soffri di depressione e hai notato una relazione con il cibo, seleziona la risposta più adatta al tuo caso.

A. Mi sento più facilmente depresso dopo aver mangiato carne e cibi grassi (e meno depresso dopo aver mangiato frutta e verdura).

C. Mi sento più facilmente depresso dopo aver mangiato frutta (e meno depresso dopo aver mangiato carne e cibi grassi).

La risposta B non è disponibile.

17. Dessert

Il cibo fornisce combinazioni diverse di sei gusti: dolce, acido, salato, amaro, astringente e piccante.

A noi piace sentire ciascuno di questi effetti di tanto in tanto e tutti ricoprono un ruolo benefico per la nostra salute. Per esempio, a tutti piacciono i cibi dolci, ma non allo stesso livello e nella stessa quantità. Qual è la tua tendenza generale nei confronti del fatto di mangiare dolci alla fine dei pasti?

A. Amo i dolci e/o mangio spesso qualcosa di dolce alla fine del pasto per sentirmi davvero soddisfatto.

B. Mi piace mangiare un dessert ogni tanto, ma posso tranquillamente farne a meno.

C. Non mi piacciono così tanto i dolci, preferisco i cibi salati o grassi (come il formaggio, le patatine, i popcorn) per uno spuntino dopo i pasti.

Punteggi della pagina		
A = _____	B = _____	C = _____

18. Dessert preferiti

Quali sono i tuoi tipi di dessert preferiti? Quali mangeresti più spesso? Anche se non li mangi di solito, se devi sceglierne uno, a quali tipi va la tua preferenza?

NOTA: *il gelato è stato deliberatamente ignorato nelle risposte, perché piace quasi a tutti, a prescindere dal tipo metabolico!*

A. Torte, biscotti, dolci di frutta, caramelle.

B. Nessuna preferenza. Ne sceglierei uno diverso ogni giorno.

C. I tipi più grassi e pesanti, come i cheesecake e le paste alla crema.

19. La cena ideale

Il tipo di cibo giusto per cena può darti energia e benessere per tutta la serata. Al contrario, la cena sbagliata per il tuo tipo metabolico può farti sentire stanco e assonnato. Quali tipi di cibo ti fanno stare meglio a cena?

A. Qualcosa di leggero, come petto di pollo (senza pelle), riso, insalata e magari un piccolo dessert.

B. Mi vanno bene la maggior parte dei cibi.

C. Mi sento decisamente meglio con una cena pesante e sostanziosa.

Punteggi della pagina

A = _____   B = _____   C = _____

20. Colorito delle orecchie

Questa domanda riguarda il flusso di sangue alle orecchie. Alcune persone di pelle chiara hanno orecchie molto rosse, mentre altre le hanno di colorito pallido. Orecchie più chiare o più scure si possono osservare anche in persone con carnagione più scura. Seleziona la risposta che corrisponde al colorito delle tue orecchie.

A. Le mie orecchie tendono a essere pallide, più chiare del colorito del mio viso.

B. Le mie orecchie tendono ad avere lo stesso colorito del mio viso.

C. Le mie orecchie tendono a essere rosa o più scure rispetto al colorito del mio viso.

21. Mangiare prima di andare a letto

Mangiare prima di andare a letto aiuta alcune persone a dormire meglio, mentre disturba in modo evidente il sonno di altri. Per alcuni, dipende da quello che mangiano, mentre per altri è il fatto stesso di mangiare che costituisce un problema. Questa domanda riguarda quest'ultimo caso.

Mangiare subito prima di andare a letto:

A. Disturba o peggiora il mio sonno.

B. Non sembra fare differenza. Posso farlo o meno.

C. Di solito mi fa dormire meglio.

Punteggi della pagina

A = _____   B = _____   C = _____

22. Mangiare cibi pesanti prima di andare a letto

Indica la tua tipica reazione, se mangi cibi pesanti prima di andare a letto. Per "cibi pesanti" si intendono alimenti proteici o grassi, come carne, pollame e formaggio.

A. Non mi fa dormire o disturba il mio sonno.

B. Di solito non mi crea problemi, purché non in quantità eccessiva.

C. Migliora il mio sonno.

23. Mangiare cibi leggeri prima di andare a letto

Indica la tua tipica reazione, se mangi cibi leggeri prima di andare a letto. Per "cibi leggeri" si intendono carboidrati come pane, fette biscottate, cereali o frutta, magari accompagnati da piccole quantità di latte, yogurt o burro.

A. Di solito non sto bene se mangio prima di dormire, ma comunque va molto meglio se mangio cibi leggeri.

B. È la stessa cosa, posso farlo o meno.

C. È meglio di niente, ma dormo meglio mangiando cibi pesanti.

Punteggi della pagina

A = _____   B = _____   C = _____

---

24. Mangiare dolci prima di andare a letto

Le persone hanno una gamma di reazioni abbastanza diverse ai dolci e agli zuccheri. Alcune possono mangiare dolci prima di andare a letto senza nessun effetto negativo: non impedisce loro di dormire, né disturba in alcun modo il loro sonno. Ad altri, i dolci possono provocare insonnia, impedire loro di riposare bene o farli svegliare per mangiare qualcosa per poter tornare a dormire.

(Salta questa domanda se sai di essere affetto da candidosi o se sei diabetico o ipoglicemico).

Che effetto fa sul tuo sonno il fatto di mangiare dolci?

A. I dolci non interferiscono in alcun modo con il mio sonno.

B. Qualche volta i dolci disturbano il mio sonno.

C. Decisamente non dormo bene se mangio dolci prima di andare a letto.

25. Frequenza con cui si mangia

Quanto spesso mangi ogni giorno? La risposta a questa domanda deve riferirsi al tuo bisogno di mangiare. Per essere al massimo dell'energia e delle prestazioni, alcuni hanno bisogno di mangiare più di tre volte al giorno. Per altri, mangiare due volte è più che sufficiente. Quanto spesso hai bisogno di mangiare per migliorare il tuo benessere e la tua produttività?

A. Da 2 a 3 pasti al giorno, senza spuntini o solo con spuntini leggeri.

B. Di solito 3 volte al giorno, senza spuntini tra i pasti.

C. 3 pasti o più al giorno e spuntini con qualcosa di sostanzioso.

Punteggi della pagina

A = _____   B = _____   C = _____

26. Abitudini alimentari

I diversi tipi metabolici hanno un atteggiamento diverso nei confronti del cibo. Alcune persone sono molto concentrate sul cibo. Ci pensano molto spesso. Pensano a ciò che mangeranno molto prima dell'ora del pasto. Amano parlare di cibo, in particolare di ciò che gli piace e di cosa no, o raccontare di grandi mangiate o dei ristoranti in cui sono stati. Sono i tipi che "vivono per mangiare". Per altri, il cibo è l'ultimo pensiero, persino al punto di potersi dimenticare di mangiare. Non tendono a considerare il cibo come uno dei piaceri della vita. Dover mangiare è già abbastanza fastidioso, ma parlare di cibo è veramente uno spreco di tempo. Sono i tipi che "mangiano per vivere". Qual è il tuo atteggiamento nei confronti del cibo?

A. Non mi interesso molto del cibo, posso dimenticarmi di mangiare, non penso quasi mai al cibo, mangio più perché si deve che per il desiderio di farlo.

B. Mi piace il cibo, mi piace mangiare, di rado salto un pasto, ma non sono comunque un fissato del cibo.

C. Amo il cibo, amo mangiare, il cibo costituisce una parte molto importante della mia vita.

Punteggi della pagina

A = _____   B = _____   C = _____

27. Umidità degli occhi

Come la maggior parte delle funzioni dell'organismo, l'umidità degli occhi è una cosa che non notiamo fino a quando non smette di funzionare correttamente. Chiunque, alle volte, sente di avere gli occhi troppo secchi o troppo umidi, che magari lacrimano. Alcune persone, però, hanno una spiccata tendenza in una direzione, piuttosto che nell'altra. Quale delle seguenti risposte descrive meglio i tuoi occhi?

A. I miei occhi tendono a essere secchi.

B. I miei occhi tendono a essere secchi.

C. I miei occhi tendono a essere molto umidi, anche fino a lacrimare.

28. Saltare i pasti

Alcuni tipi metabolici a malapena si accorgono di non aver mangiato. A queste persone, capita spesso di guardare l'orologio e accorgersi che l'ora del pasto è passata da un pezzo. Altri tipi metabolici, invece, non si sentono affatto bene se saltano un pasto. Il loro organismo li informa in modo indiscutibile che è ora di mangiare. Se saltano un pasto, le loro prestazioni crollano drasticamente. Cosa ti succede se rimani quattro ore o più senza mangiare o se salti del tutto un pasto?

A. Non mi crea problemi. Posso tranquillamente dimenticarmi di mangiare.

B. Posso non essere al massimo, ma non mi dà davvero fastidio.

C. Mi sento decisamente peggio, divento irritabile, teso, stanco, privo di energia, depresso o provo altri sintomi negativi.

Punteggi della pagina

A = _____   B = _____   C = _____

29. Colorito del volto

La combinazione dello spessore della pelle con il livello del flusso sanguigno può produrre variazioni del colorito del viso. Un maggiore flusso di sangue può produrre un aspetto rosato, arrossato o rubizzo, mentre un flusso ridotto può conferire un evidente aspetto pallido. Come definiresti il colorito del tuo viso?

A. Sono decisamente pallido.

B. Ho un colorito nella media.

C. Sono notevolmente più scuro (non abbronzato) o rosato, arrossato o rubicondo.

30. Carnagione del viso

Alcune persone hanno una carnagione del viso naturalmente luminosa. La loro pelle è evidentemente luminosa e brillante. Altre, al contrario, hanno una pelle dall'aspetto opaco, cereo e poco luminoso. Nella maggior parte dei casi, l'aspetto della pelle si colloca tra questi due estremi. Come definiresti la carnagione del tuo viso?

A. Tendenzialmente opaca o cerea.

B. Nella media.

C. Luminosa, radiosa.

Punteggi della pagina

A = _____   B = _____   C = _____

31. Cibo grasso

Al contrario dell'opinione correntemente diffusa, i cibi grassi non sono necessariamente nocivi per tutti. In realtà, sono benefici per alcuni tipi metabolici. Cosa pensi dei cibi grassi? Ricordati di non rispondere in base a ciò che ritieni razionalmente di dover pensare. Indica semplicemente se, in generale, hai la sensazione che i cibi grassi ti piacciano o meno.

A. Non mi piacciono i cibi grassi.

B. Li mangio, ma con moderazione.

C. Li amo e li mangerei più spesso, se sapessi che non mi fanno male.

32. Spessore delle unghie

Le unghie hanno molte caratteristiche: dimensioni, forma, eventuale lunetta, superfici segnate da rilievi o lisce e così via. Possono anche presentare dei solchi o incurvarsi. Questa domanda, però, riguarda solo il loro spessore. Come definiresti lo spessore delle tue unghie?

A. Le mie unghie sono spesse, forti, dure.

B. Mi pare che abbiamo uno spessore medio.

C. Decisamente tendo ad avere unghie sottili e/o deboli.

Punteggi della pagina

A = _____   B = _____   C = _____

33. Macedonia per pranzo

Come tendi a sentirti dopo aver mangiato una macedonia (grande) di frutta con un po' di fiocchi di latte o uno yogurt per pranzo?

A. Mi soddisfa, mi sento bene e non mi verrà fame fino all'ora di cena.

B. Mi sento abbastanza bene, ma probabilmente avrò bisogno di fare uno spuntino prima di cena.

C. Il risultato è pessimo: mi viene sonno, mi sento stanco, svagato, ansioso, irritabile e/o affamato e devo assolutamente mangiare qualcos'altro prima di cena.

34. Aumentare di peso

Se mangi i cibi sbagliati per il tuo tipo metabolico, di solito non vengono completamente trasformati in energia, ma una parte viene immagazzinata sotto forma di grasso. Quali fra le risposte seguenti descrive meglio la tua tendenza a ingrassare?

A. La carne e i cibi grassi mi fanno ingrassare.

B. Nessun cibo in particolare sembra farmi ingrassare, ma il mio peso aumenta se mangio troppo e non faccio abbastanza movimento.

C. Tendo a ingrassare se mangio troppi carboidrati (pane, pasta, altri prodotti a base di cereali, frutta e/o verdura).

Punteggi della pagina

A = _____   B = _____   C = _____

---

35. Riflesso faringeo

A nessuno piace deglutire involontariamente, ma tutti abbiamo il riflesso faringeo. Tuttavia, alcune persone sono soggette a deglutire spesso e molto facilmente: dal dentista, mentre si lavano i denti o si puliscono la lingua, persino mentre mangiano. Altri, invece, lo fanno di rado e la cosa richiede uno sforzo da parte loro. Come descriveresti il tuo riflesso faringeo (o della deglutizione)?

A. Mi capita di rado di deglutire; per me deglutire è difficile.

B. Ritengo di avere un riflesso della deglutizione normale.

C. Deglutisco facilmente e/o spesso.

36. Pelle d'oca

La formazione della pelle d'oca è una reazione prodotta dal sistema nervoso. Di solito si presenta sulle braccia o sulle gambe a seguito di uno spavento, di un brivido di freddo, di un leggero spazzolamento o sfioramento della pelle. Alcune persone vanno spesso e facilmente soggette alla pelle d'oca, mentre ad altre non succede mai o quasi mai. Tendi ad avere la pelle d'oca?

A. Ho spesso la pelle d'oca.

B. Alle volte mi viene la pelle d'oca.

C. La pelle d'oca mi viene molto di rado, se non mai.

Punteggi della pagina

A = _____   B = _____   C = _____

37. Cibi energetici

Il cibo è il nostro carburante. Cibi diversi, però, hanno effetti energetici diversi su differenti tipi metabolici. La maggior parte di persone sanno come stimolare la propria energia per mezzo di cibi nutrienti o di sostanze in grado di tirarle su rapidamente, come lo zucchero o la caffeina. Quali tipi di cibi, in generale, stimolano la tua energia e ti danno forza più a lungo?

A. La frutta, le caramelle, i dolci ripristinano la mia energia e mi danno forza più a lungo.

B. Praticamente qualunque tipo di cibo mi dà energia a lungo.

C. La carne o i cibi grassi ripristinano la mia energia e il mio benessere.

38. Reazione a pasti molto grassi

Che ti piaccia il cibo grasso è una cosa, come reagisci a esso è un'altra. Cerchiamo di capire come funziona. Questa domanda riguarda il modo in cui ti senti dopo aver mangiato cibi grassi, non il tuo giudizio sul fatto che il grasso ti faccia bene o male. Scegli la risposta che descrive meglio la tua reazione a un pasto molto grasso.

A. Riduce il mio benessere fisico e la mia energia, mi rende assonato, mi fa sentire troppo pieno ed è difficile da digerire.

B. Non provoca nessuna particolare reazione, di nessun genere.

C. Migliora il mio benessere fisico, mi fa sentire bene, pieno di energia, dandomi la sensazione di "aver mangiato bene".

Punteggi della pagina

A = _____   B = _____   C = _____

39. Sensazione di fame

La fame può manifestarsi con una gamma di sintomi diversi, che vanno dal fatto di pensare al cibo di tanto in tanto, a veri e propri crampi, sino a raggiungere la nausea. Quali sono i tipici segnali di fame che il tuo corpo ti invia?

A. Di rado sento veramente fame o, comunque, la sensazione di fame è leggera e passa rapidamente o posso stare senza mangiare per lunghi periodi o dimenticarmi del tutto di mangiare.

B. Provo una sensazione di fame abbastanza normale in prossimità degli orari dei pasti o se sono in ritardo per mangiare.

C. Mi sento spesso affamato, devo mangiare spesso e regolarmente, mi capita di provare un forte sensazione di fame.

40. Esaurimento di energia

Quali sono i tipi di cibo che ti tolgono tutte le energie e quelli che invece ti danno la spinta che ti serve?

A. La carne o i cibi grassi, di solito, mi fanno sentire più affaticato, riducendo ancora di più le mie energie.

B. Nessun cibo in particolare, normalmente, sembra togliermi le energie.

C. Frutta, dolci o caramelle di solito sono peggio, mi tirano su per un attimo, quindi mi tolgono le forze.

Punteggi della pagina

A = _____   B = _____   C = _____

---

41. Punture di insetti

A nessuno piace essere punto da una vespa o da una zanzara. Ma le nostre reazioni possono essere estremamente varie, da un minimo segno che scompare rapidamente (di natura non allergica), a prurito, dolore, lividi, gonfiore che faticano a passare. Il segno della puntura talvolta può permanere per settimane. Cosa ti succede, quando ti punge un insetto?

A. Le reazioni sono modeste e scompaiono rapidamente.

B. Una reazione nella media.

C. Una reazione evidentemente forte, superiore alla media (che può comportare gonfiore, dolore, prurito, arrossamento, ematoma sopra la media) e che può impiegare molto tempo per scomparire, lasciando anche in seguito un segno sulla pelle.

42. Insonnia

Esistono molti tipi di insonnia. Uno di questi tipi, provoca il risveglio regolare nel corso della notte, che non è causato dall'urgenza di andare in bagno. Le persone che soffrono di questo tipo di insonnia, spesso hanno bisogno di mangiare qualcosa per riuscire a riaddormentarsi. Tenendo presente questo, indica se una delle risposte seguenti descrive il tuo caso.

A. Non soffro mai, o quasi mai, di questo genere di insonnia.

B. Di tanto in tanto mi capita di svegliarmi durante la notte e di aver bisogno di mangiare per riuscire a riaddormentarmi.

C. Mi sveglio spesso di notte e ho bisogno di mangiare per riuscire a riaddormentarmi. Mangiare qualcosa prima di andare a dormire allevia il problema o riduce l'intervallo di tempo in cui resto sveglio.

Punteggi della pagina		
A = _____	B = _____	C = _____

43. Prurito agli occhi

Ogni tanto, a tutti succede di avere gli occhi che prudono. Ciò può essere provocato da raffreddore, febbre da fieno, candidosi o allergie. Per alcuni, però, il prurito agli occhi è una condizione normale, anche in assenza di tutte queste possibili cause.

Questa domanda si riferisce a questi casi.

C. I miei occhi tendono a prudere spesso, anche se non ho il raffreddore, un'allergia o un problema di candidosi.

Le risposte A e B non sono disponibili.

44. Prurito alla pelle

Questo domanda riguarda il prurito alla pelle, non dovuto a punture di insetti. La pelle di chiunque, occasionalmente, prude. Alcune persone, però, notato che la loro pelle prude regolarmente, di solito sulla testa, sulle braccia o sui polpacci. Ci sono così abituati che possono non accorgersi di grattarsi frequentemente.

C. La mia pelle tende a prudere spesso.

Le risposte A e B non sono disponibili.

Punteggi della pagina

A = _____   B = _____   C = _____

45. Porzioni del cibo

La maggior parte di noi mangia tre volte al giorno. Ma le porzioni di cibo a ogni pasto possono variare notevolmente. Alcuni mangiano molto e possono servirsi due o tre volte di seguito. Altri si sentono sazi, anche mangiando poco. Se non sei sicuro della risposta, domandati: quando mangi fuori, di solito mangi meno degli altri, più degli altri o circa come gli altri?

A. Non mangio molto. Decisamente meno della media. Non mi ci vuole molto per sentirmi sazio.

B. Non mi sembra di mangiare più o meno degli altri.

C. Di solito, mangio grandi quantità di cibo, più degli altri.

46. Umidità delle narici

Normalmente, non facciamo caso all'umidità all'interno delle nostre narici. È solo quando il naso diventa troppo secco (sangue dal naso e screpolature) o troppo umido (muco) che la notiamo. Seleziona la risposta che descrive meglio la tua situazione quando non sei ammalato e non hai una reazione allergica.

A. Mi sembra spesso di avere le narici troppo secche.

B. Non mi pare che il mio naso sia troppo secco o troppo umido.

C. Il mio naso tende a colare.

Punteggi della pagina

A = _____   B = _____   C = _____

---

47. Succo di frutta tra i pasti

Se sei affamato, per esempio tra un pasto e l'altro, che effetto ti fa bere un bicchiere di succo d'arancia (o un altro succo di frutta)? In generale, l'effetto è positivo o negativo? Bere succo di frutta riesce a soddisfare il tuo appetito e ti fa sentire bene fino al pasto successivo? Oppure provoca qualche reazione negativa?

A. Mi dà energia, mi sazia e mi nutre adeguatamente fino al mio prossimo pasto.

B. Va bene, ma non è sempre lo spuntino migliore per me.

C. In generale, l'effetto è negativo. Mi può far sentire la testa leggera, mi può venire fame di nuovo in poco tempo, posso sentirmi nervoso, teso, nauseato, ansioso, depresso, ecc.

48. Personalità

Le persone hanno tratti di personalità diversi e molti di questi tratti sono correlati o pesantemente influenzati dal profilo biochimico dell'individuo. Quali delle seguenti scelte descrive meglio la tua tendenza naturale nelle situazioni sociali? Pensa anche alle tue preferenze in relazione alle interazioni quotidiane con gli altri.

A. Tendo a essere distaccato, riservato, solitario o introverso.

B. Ho un carattere nella media, né introverso né estroverso.

C. Tendo a essere una persona socievole o estroversa.

Punteggi della pagina

A = _____   B = _____   C = _____

---

49. Patate

Le patate sono un alimento fantastico e possiedono molte ottime qualità nutrizionali. Ma non sono il cibo migliore per tutti i tipi metabolici. A prescindere dal fatto che tu ritenga che ti facciano bene o meno, cosa pensi delle patate?

A. Mi piacciono poco o per nulla.

B. Mi sono abbastanza indifferenti, posso mangiarle oppure no.

C. Le amo e le mangerei praticamente tutti i giorni.

50. Carne rossa

Diversamente da quanto si crede, la carne rossa è un alimento sano per alcuni tipi metabolici. Come ti senti, di solito, dopo aver mangiato carne rossa, come una bistecca o del roast beef? Quello che ci interessa è la tua reazione alla carne rossa, non la tua opinione sul fatto che ti faccia bene o male.

A. Riduce le mie energie e mi fa stare peggio. Mi può rendere depresso o irritabile.

B. Non noto niente di rilevante, né in bene né in male.

C. Mi sento decisamente bene o comunque meglio, se mangio carne rossa.

Punteggi della pagina		
A = _____	B = _____	C = _____

51. Dimensione delle pupille

Le pupille sono la zona scura che si trova al centro dell'occhio.

L'iride è l'area colorata che circonda la pupilla. Questa domanda si riferisce alle dimensioni della pupilla in relazione a quelle dell'iride. Le dimensioni medie delle pupille e delle iridi umane sono approssimativamente le stesse. Se la pupilla ha dimensioni maggiori dell'iride, ciò significa che il diametro della pupilla è evidentemente più grande della larghezza dell'iride. Per rispondere alla domanda, guardati allo specchio in una stanza con un'illuminazione media, né troppo luminosa, né troppo buia.

La dimensione delle mie pupille tende a essere:

A. Maggiore dell'iride.

B. Media. Uguale a quella dell'iride.

C. Più piccola dell'iride.

52. Un'insalata per pranzo

Se mangi cibi sbagliati a pranzo, nel pomeriggio avrai un calo significativo. Invece di essere produttivo, puoi riuscire a malapena a tenere gli occhi aperti, aver bisogno di un caffè o di qualcosa di dolce per restare concentrato. Se mangi un'insalatona (solo vegetariana) a pranzo, che effetto avrà sulla tua produttività nel pomeriggio?

A. Mi sento bene, dopo un pranzo di questo genere.

B. Posso mangiarla, ma non è il tipo di pranzo migliore per me.

C. Un pessimo risultato. Mi fa sentire assonnato e stanco oppure iperattivo, nervoso o irritabile.

Punteggi della pagina

A = _____   B = _____   C = _____

53. Quantità di saliva

Molte persone notano che, quando sono spaventate o nervose, hanno la bocca molto secca, per esempio se devono tenere un discorso in pubblico. All'opposto, la maggior parte di noi sanno cosa voglia dire sentire "l'acquolina in bocca", quando percepiamo l'aroma di un piatto gustoso. Tuttavia, alcune persone sono soggette all'una o all'altra di queste tendenze, senza un motivo apparente. Seleziona la risposta che meglio descrive le caratteristiche della tua salivazione.

A. La mia bocca tende a essere spesso asciutta.

B. Non mi sembra di avere troppa o troppo poca saliva.

C. Tendo ad avere una grande salivazione oppure ho la tendenza a sbavare.

54. Cibi salati

Il salato, come il dolce, è uno dei sei gusti del palato. Proprio come per il dolce, le persone reagiscono al gusto salato in modo diverso. Alcuni salano molto il cibo e hanno una vera e propria "voglia" di salato. Altri non lo amano altrettanto e spesso trovano che i piatti preparati da altri siano troppo salati. A prescindere dal fatto che tu ritenga che il sale ti faccia bene o meno, cosa pensi del sale?

A. I cibi spesso sembrano troppo salati oppure a me piace mettere poco sale sul cibo.

B. Non faccio molto caso al sale, né in un senso né nell'altro. Di rado mi sembra che ce ne sia troppo o troppo poco. Ne uso una quantità media nei cibi.

C. Mi piace molto il sale e ne sento veramente il bisogno. Mi piacciono i cibi salati, tanto che gli altri pensano che metta troppo sale nei miei piatti.

Punteggi della pagina		
A = _____	B = _____	C = _____

55. Spuntini

Supponiamo, ai fini di questa domanda, che tu mangi tre volte al giorno. In questo caso, di solito, hai bisogno di fare uno spuntino o di mangiare qualcosa tra un pasto e l'altro? Oppure questi tre pasti ti sono sufficienti per essere al massimo delle forze?

A. Non ho mai, o quasi mai, bisogno di fare spuntini.

B. Ogni tanto, ho voglia o necessità di uno spuntino tra un pasto e l'altro.

C. Ho spesso voglia o bisogno di mangiare qualcosa tra un pasto e l'altro.

56. Spuntini preferiti

Un bello spuntino dovrebbe darti energia a lungo termine e migliorare il tuo benessere emotivo, oltre a soddisfare la tua fame. Inoltre, non dovrebbe provocare effetti negativi, come il desiderio di cose dolci. Tenendo presente questo, quale tra le seguenti risposte descrive meglio le tue preferenze in fatto di spuntini?

A. DI solito non ho bisogno di spuntini ma, se ne mangio uno, in generale preferisco e mi trovo meglio con qualcosa di dolce.

B. Qualche volta ho bisogno di uno spuntino e mi va bene qualsiasi cosa.

C. Decisamente desidero e ho bisogno di fare degli spuntini per essere a mio agio. Più che con i dolci, mi trovo bene con i cibi proteici e grassi (carne, pollo, formaggio, uova sode, frutta secca).

Punteggi della pagina

A = _____   B = _____   C = _____

57. Starnuti

Di solito, pensiamo agli starnuti in associazione a raffreddori e allergie. Alcune persone, però, starnutiscono quotidianamente in modo naturale, anche se non sono ammalate o affette da reazioni allergiche. Per esempio, alcuni starnutiscono normalmente dopo mangiato. Questa domanda si riferisce a brevi attacchi composti da uno o due starnuti, non a serie di starnuti continue e prolungate. Tenendo presente questo, seleziona la risposta che ti descrive più adeguatamente.

A. Non starnutisco praticamente mai, a meno che non sia ammalato o non abbia un'allergia.

B. Starnutisco di tanto in tanto, senza essere raffreddato e senza avere un'allergia, ma non regolarmente.

C. Tendo spesso a starnutire regolarmente e/o di solito starnutisco poco dopo aver mangiato.

58. Cibi acidi

L'acido, come il dolce e il salato, è uno dei cinque gusti che siamo in grado di percepire. Alcune persone letteralmente impazziscono per i cibi acidi, come i sottaceti, i crauti, l'aceto, il succo di limone o lo yogurt. Altri, invece, hanno una vera avversione per il gusto acido o semplicemente non lo amano particolarmente. Quale delle seguenti risposte descrive meglio la tua reazione ai cibi acidi?

A. In generale non mi piacciono i cibi acidi.

B. Mi sono abbastanza indifferenti. Non mi piacciono, né mi dispiacciono, più di altri cibi.

C. Decisamente amo (alcuni) cibi acidi e mi piace mangiarli.

Punteggi della pagina

A = _____   B = _____   C = _____

---

59. Socialità

Molte persone ritengono che le attitudini sociali siano comportamenti appresi. Ma basta osservare i fratelli all'interno della stessa famiglia per capire che esistono tendenze innate che condizionano le capacità sociali, anche se in qualche misura influenzate dalle esperienze. Come descriveresti la tua tendenza naturale innata alla socialità, a prescindere dai condizionamenti che puoi aver subito nel tuo ambiente familiare o sociale?

A. Tendo a essere un po' "asociale", nel senso che mi piace stare da solo, sono a disagio alle feste o in altre occasioni simili, da cui di solito preferisco andarmene al più presto.

B. Sono una via di mezzo: non veramente asociale, ma non desidero particolarmente stare assieme agli altri.

C. Tendo a essere spiccatamente sociale, sono un tipo socievole che ama la compagnia e stare con gli altri, non mi piace stare da solo.

60. Resistenza fisica e mentale

La resistenza psicofisica è la capacità di restare attivi o di lavorare per molte ore, senza stancarsi. Dipende in larga misura da ciò che si mangia. Alcuni alimenti ottimizzano la resistenza psicofisica, mentre altri la riducono notevolmente. Quali tipi di cibi migliorano la tua resistenza?

La mia resistenza psicofisica è migliore se mangio:

A. Cibi leggeri, come pollo, pesce, frutta, verdura, cereali.

B. Più o meno qualsiasi cibo completo.

C. Cibi sostanziosi o grassi.

Punteggi della pagina

A = _____   B = _____   C = _____

61. Consumo di dolci

Non esiste praticamente nessuno che, ogni tanto, non gradisca un dolce. Ma questa domanda non riguarda il fatto di amare o meno i dolci. Invece, come reagisci quando mangi qualcosa di dolce da solo (come una torta, biscotti, caramelle, ecc.)?

A. Non mi crea problemi mangiare dolci da soli. In generale, i dolci soddisfano il mio appetito e non mi provocano reazioni negative.

B. Qualche volta mi dà fastidio mangiare dolci da soli, ma spesso riescono a soddisfare il mio appetito.

C. Di solito non sto bene, se mangio dolci da soli. Mi provocano effetti sgradevoli (di qualunque genere) e/o mi fanno desiderare di mangiare altri dolci.

62. Carne a colazione

In questa domanda, ci riferiamo alle proteine della carne, come quelle contenute in prosciutto, salumi e salsicce, bistecche, hamburger e nel salmone. Come ti senti dopo aver consumato questo genere di cibi per colazione, rispetto a non averlo fatto? Tieni presente che questa domanda non comprende uova, latte o formaggio, in quanto possibili sostituiti delle altre proteine animali elencate sopra.

A. Non sto bene, rispetto a quando non ne mangio. Tende a farmi sentire più stanco, assonnato, teso, irritabile, assetato oppure mi provoca un calo di energie a metà mattinata.

B. Posso mangiarla o meno, dipende dai casi.

C. Sto meglio, se la mangio: ho più energia, più resistenza e non mi viene fame fino all'ora di pranzo.

Punteggi della pagina

A = _____   B = _____   C = _____

---

63. Carne rossa a pranzo

In questa domanda, per carne rossa si intendono le proteine della carne, come il manzo e l'agnello. Come ti senti dopo aver mangiato carne rossa a pranzo, rispetto a quando non lo fai? La domanda non comprende uova, latte o formaggio, in quanto possibili sostituti delle altre proteine animali elencate sopra.

A. Non sto bene, rispetto a quando non ne mangio. Tende a farmi sentire più stanco, assonnato, teso, irritabile, assetato oppure mi provoca un calo di energie a metà mattinata.

B. Posso mangiarla o meno, dipende dai casi.

C. Sto meglio, se la mangio: ho più energia, più resistenza e non mi viene fame fino all'ora di cena.

64. Carne rossa a cena

In questa domanda, per carne rossa si intendono le proteine della carne, come il manzo e l'agnello. Come ti senti dopo aver mangiato carne rossa a cena, rispetto a quando non lo fai? La domanda non comprende uova, latte o formaggio, in quanto possibili sostituti delle altre proteine animali elencate sopra.

A. Non sto bene, rispetto a quando non ne mangio. Tende a farmi sentire più stanco, assonnato, teso, irritabile, assetato oppure mi provoca un calo di energie a metà mattinata.

B. Posso mangiarla o meno, dipende dai casi.

C. Sto meglio, se la mangio: ho più energia, più resistenza e non mi viene fame prima di andare a dormire.

Punteggi della pagina

A = _____   B = _____   C = _____

---

65. La tua cena preferita

Immagina di stare per salire su un aereo, per un lungo viaggio in cui non ti verrà servito alcun cibo. Hai fame, quindi decidi di cenare prima del volo. Al ristorante, ci sono solo tre menu fissi: il menu numero 1, 2 e 3. Dato che hai di fronte a te un lungo viaggio, è fondamentale che tu mangi il tipo di cibo più adatto per mantenerti attivo ed energico. Quale menu sceglieresti per avere resistenza psicofisica, energia e lucidità massime?

A. Menu numero 1 – petto di pollo senza pelle, riso, insalata e torta di mele.

B. Menu numero 2 - una combinazione che comprende un po' di tutti gli ingredienti del menu 1 e 3.

C. Menu numero 3 – arrosto di manzo con carote, cipolle e patate, servito con pane e sugo di carne. Cheesecake.

Calcolare il punteggio del tuo test e identificare il tuo tipo metabolico

Congratulazioni, hai completato il tuo autotest! Stai per identificare il tuo tipo metabolico caratteristico! È un momento importante nel tuo percorso per stare meglio e vivere più felice!

Tutto ciò che devi fare ora è calcolare il tuo punteggio. È molto facile. Segui i tre passi seguenti:

1. Su ciascuna pagina dell'autotest, somma il numero di risposte A, B e C che hai fornito e annotalo in fondo alla pagina, nel riquadro dei risultati.

2. Quindi, somma i valori ottenuti per ogni pagina e riportali nel riquadro di riepilogo qui sotto:

Risposte A totali = _____

Risposte B totali = _____

Risposte C totali = _____

3. Quindi, confronta i punteggi del riquadro di riepilogo e individua la classificazione del tuo tipo metabolico, in base ai seguenti criteri:

- Se il numero delle tue risposte A è superiore di 5 o più sia a quello di risposte B che C, allora sei un tipo carbo (esempio: A=25, B=20, C=15)

- Se il numero delle tue risposte C è superiore di 5 o più sia a quello di risposte A che B, allora sei un tipo proteico (esempio: A=15, B=20, C=25)

- Se il numero delle tue risposte B è superiore di 5 o più sia a quello di risposte A che C, allora sei un tipo misto (esempio: A=20, B=25, C=15)

- Se né il numero di risposte A, né B o C è superiore di 5 o più al numero della altre due, allora sei un tipo misto (esempio: A=18, B=22, C=20)

Comprendere il tuo tipo metabolico

Al livello di base, la tipizzazione metabolica ti assegna una classificazione in base al tipo proteico, al tipo carbo o al tipo misto. Queste categorie dicono molto sul funzionamento interno del tuo organismo e sul modo in cui elabori i diversi tipi di cibo e assorbi i nutrienti. Sottolineano che la struttura e la forma del nostro apparato gastrico variano notevolmente da un individuo all'altro.

Il tipo metabolico, oltre a definire i tipi di cibi adatti per una persona, fa riferimento anche alle proporzioni ideali di tali alimenti. Come il loro nome sottolinea, i tipi proteici "funzionano" bene consumando una maggiore proporzione di proteine, rispetto a una minore di grassi e carboidrati. Invece, il tipo carbo deve consumare più carboidrati, limitando le proteine e i grassi. Il modo più semplice per stimare tali proporzioni nei cibi è immaginare un piatto, visualizzandolo mentalmente, e quindi ricoprirlo con la corretta percentuale di ciascun tipo di cibo, come illustrato nelle proporzioni qui di seguito, per essere nella giusta direzione.

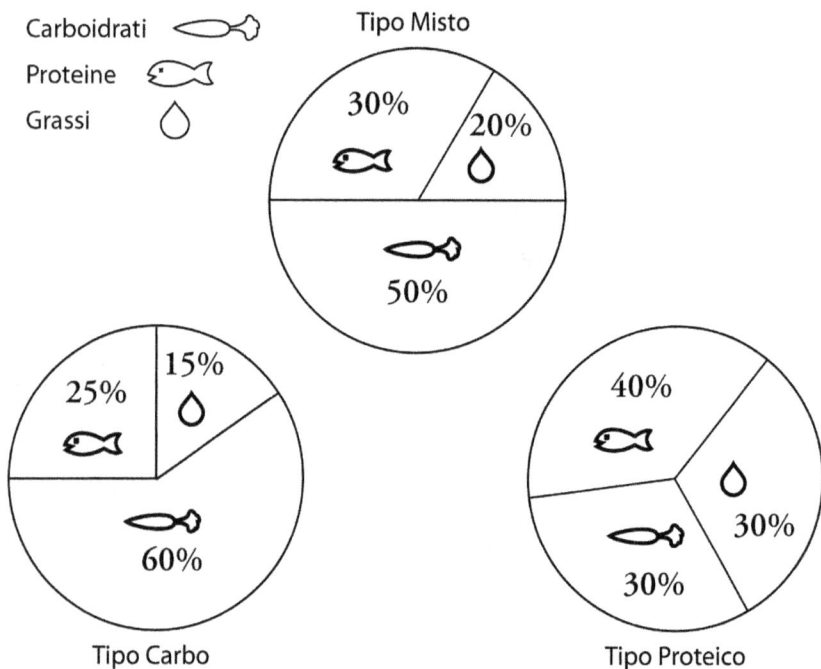

Capitolo 2

Di cosa ha bisogno la tua colonna vertebrale?

La scoliosi è una curva anormale della colonna vertebrale. È stata posta in relazione con marcatori genetici... ma la dieta può contribuire ad attivare e disattivare i geni, che in ultima analisi determinano la possibilità che una patologia si esprima e si sviluppi. La tua colonna vertebrale ha bisogno di specifici nutrienti, che costituiscono il principale fondamento della medicina preventiva.

Bene, alcuni tra i nutrienti essenziali per una colonna vertebrale sana sono manganese, zinco, rame, calcio, piridossina, ferro, complessi vitaminici, omega 3, prolina e glicina... ma l'elenco è infinito. Quali cibi sono più ricchi di tali nutrienti? Stiamo per scoprirli insieme.

Se segui la paleodieta, il pesce, il pollo e le uova, la carne, nonché le piante spontanee o coltivate biologicamente, tutti forniscono i nutrienti di cui la tua colonna vertebrale ha necessità. Questo modo di mangiare ti trasmetterà la saggezza alimentare dei nostri progenitori. Quando mangi cibi vicini allo stato naturale, per esempio un'arancia, invece del succo di arancia... assumi tutti i nutrienti, conosciuti e sconosciuti, contenuti nel cibo. Questo tipo di alimentazione, inoltre, ti proteggerà dai segreti e dalla povertà del cibo industriale.

Tutto questo richiede applicazione. Come abbiamo appena detto, esistono tre tipi metabolici: il tipo misto, il tipo proteico e il tipo carbo. Se sei un tipo proteico, ma la tua dieta è, per tipo o proporzione dei cibi che contiene, adatta a un tipo carbo, potresti sentirti peggio o ottenere effetti opposti a quelli che ti proponi di raggiungere. Invece, se mangi nel modo corretto per il tuo tipo metabolico, puoi migliorare le eventuali patologie croniche, come la scoliosi, i disturbi cardiaci, l'osteoporosi, ecc. e, ancora meglio, le puoi curare!

Il tipo metabolico può modificarsi nel tempo, a causa di fattori fisiologici ed esterni, quindi è bene ripetere regolarmente il test.

Capitolo 3

I miei consigli basati sulla paleotipizzazione

Nella paleodieta ci sono "cibi ammessi" e "non ammessi". Per la tua scoliosi, ti consiglio alcuni specifici "superfood". Questi cibi compensano lo svantaggio dei "cibi non ammessi", completano e variano la tua dieta, sono semplici da preparare, nello spirito di questo volume. L'aspetto più importante è che sono un vero toccasana per la cura della tua scoliosi. Il cibo più adatto per te!

CIBI NON AMMESSI:

1. Latticini

Nella preistoria, ai nostri progenitori non sarebbe mai venuto in mente di mungere gli animali selvaggi. Quindi, la domanda è: dobbiamo mangiare o no i latticini? L'intolleranza alla caseina o al lattosio di cui soffrono molte persone contribuisce ulteriormente alla tendenza a escluderli dalla paleodieta. Inoltre, la moderna alimentazione animale e i metodi di produzione industriale del latte rendono i consumatori diffidenti.

I mei consigli basati sulla paleotipizzazione:

Puoi bere latte fresco biologico di qualità, proveniente da animali che pascolano liberamente. La scelta di latte intero, parzialmente scremato o scremato dipende dal tuo tipo metabolico.

Soprattutto, consiglio di assumere latticini fermentati, come kefir, yogurt o formaggi, perché il processo di fermentazione consuma la maggior parte di lattosio del latte, riducendo quindi la risposta insulinica. Il kefir contiene una sostanza, chiamata triptofano, che è essenziale per la crescita e per il normale sviluppo del sistema muscoloscheletrico: per questo, l'introduzione del kefir nella tua alimentazione abituale può comportare grandi benefici.

2. Cibi industriali

Sei preoccupato per la scarsa efficacia delle cure per la scoliosi nel tuo caso? Allora, i cibi industriali non fanno per te.

Il mio consiglio:

I cibi industriali dovrebbero essere esclusi dalla tua dieta, a prescindere dal tuo tipo metabolico e dal fatto che ti piacciano. Sono ricchi di calorie ma scarsi di nutrienti, quindi possono causare scompensi nel sistema digerente. Dato che la salute intestinale è stata posta in relazione con lo sviluppo scheletrico, devi assolutamente eliminare i cibi industriali dalla tua dieta, perché contengono zucchero, sale e conservanti in quantità.

3. Cereali

Siamo abituati a consumare cereali in varie forme, ma probabilmente non pensiamo al fatto che essi sono entrati nell'alimentazione umana da soli diecimila anni, cioè a partire dallo sviluppo dell'agricoltura. La nostra specie, però, si è evoluta 2 milioni di anni fa e, da allora, il nostro patrimonio genetico è rimasto più o meno invariato. Ecco perché i cereali non soddisfano i requisiti per essere ammessi nella paleodieta.

I cereali contengono acido fitico (anche sotto forma di sali, i fitati) e lectine, che possono bloccare l'assorbimento di calcio, ferro e magnesio, compromettere la salute del sistema digerente, aggravare l'infiammazione cronica, provocare malattie autoimmuni e insulinoresistenza. Perché, quindi, mangiare qualcosa che dovrebbe essere assolutamente evitato? La proteina dei cereali, il glutine, è una ricca fonte dell'aminoacido prolina. La sua struttura è difficilmente scindibile per mezzo della normale digestione ed è ritenuta responsabile della celiachia.

Il mio consiglio:

A prescindere dal tuo stato di salute e dal tipo metabolico, ti consiglio vivamente di eliminare o ridurre il consumo di cereali, soprattutto di quelli raffinati, come il riso bianco, il pane bianco, i biscotti, le torte, i cereali per la colazione, ecc.

L'eliminazione dei cereali è necessaria soprattutto per chi appartiene al tipo proteico, perché queste persone hanno un'inclinazione genetica per un'alimentazione preagricola. I tipi carbo e misti possono consumare quantità limitate di cereali integrali, perché sono meglio adattati per digerirli.

In ogni caso, si dovrebbero consumare esclusivamente cereali integrali, perché essi contengono ancora il proprio germe e la crusca, che altrimenti vengono eliminati nel processo di raffinazione e che costituiscono le maggiori fonti di minerali, antiossidanti e fibre. I grassi omega 3 sono composti antinfiammatori che possono anch'essi essere presenti nei cereali integrali.

Inoltre, tutti i cereali dovrebbero essere ammollati prima della cottura. Questo perché i cereali contengono acido fitico che si lega ai minerali essenziali e non può quindi essere assorbito dall'intestino.

Ammollando i cereali, scinderai i legami dell'acido fitico, permettendo un adeguato assorbimento e digestione, nonché favorendo la salute dell'intestino.

4. Legumi

I nostri progenitori, che vivevano di caccia e di raccolta, si nutrivano solo di animali e piante disponibili prima dell'introduzione dell'agricoltura. I legumi, come i cereali, non facevano parte della loro alimentazione. Tra i tipi di legumi da evitare nella paleodieta ci sono le lenticchie, tutti i fagioli, le noccioline, i fagioli di soia e i ceci. I legumi contengono sostanze chiamate inibitori della proteasi, nonché alcuni cosiddetti antinutrienti, che possono impedirti un sufficiente assorbimento dei cibi che mangi.

Il mio consiglio:

Ti consiglio di includere nella tua dieta solo legumi fermentati. Tra questi, c'è un noto "superfood", il natto: un alimento tradizionale giapponese, composto da fagioli soia cotti al vapore e quindi fermentati, fino ad assumere il caratteristico sapore che ricorda quello delle noci. Fornisce più calorie, fibre, potassio, vitamina B2, ferro e quasi il doppio del contenuto di calcio e vitamina E.

Il natto è un alimento realmente benefico, dato che è una ricca fonte di vitamina K, assolutamente necessaria per il rafforzamento delle ossa e per favorire la salute cardiaca. Contribuisce anche a una sana funzione intestinale, quindi sarebbe bene mangiarlo 1-2 volte al giorno.

Un altro alimento fermentato a base di soia è il miso, una pasta fermentata, tradizionalmente presente nella cucina giapponese, ottenuta dai fagioli di soia. Basta aggiungere un uovo e della carne macinata a una zuppa di miso: facile da preparare, nutriente e squisita.

Le persone appartenenti al tipo carbo possono tollerare più facilmente i cibi con elevato contenuto di amido, come i legumi e i cereali. Pertanto, possono mangiare questi alimenti con moderazione.

I tipi proteici hanno bisogno di maggiori quantità di proteine animali e di cibi grassi, riducendo invece i carboidrati. Pertanto, i legumi non vanno bene per loro e dovrebbero essere eliminati dalla loro dieta.

5. Zucchero

I nostri progenitori traevano lo zucchero da cibi sani e naturali, come la frutta e la verdura, mentre la maggior parte dello zucchero che consumiamo ai giorni nostri è raffinato e fornisce solo calorie "vuote". Quindi, nella paleodieta, diciamo addio allo zucchero.

Il fruttosio può essere metabolizzato solo dal fegato. Le cellule dell'organismo possono usare solo il glucosio, ma non il fruttosio, come fonte di energia. Un eccesso di fruttosio può compromettere la normale regolazione dell'appetito e renderti dipendente. Di per se stesso, può essere causa di sindromi metaboliche, quali diabete, obesità e patologie cardiache.

A seguito della lavorazione, lo zucchero raffinato manca dei minerali naturali che sono invece presenti nella barbabietola e nella canna da zucchero. Inoltre, mangiando troppo zucchero, si consumano troppe vitamine e minerali utili per le ossa, quali sodio, potassio, magnesio e calcio. Assumendo troppi carboidrati, inoltre, dalle ossa vengono estratte fibre proteiche di collagene, dotate di grande forza elastica. Le conseguenze sono decisamente dannose per la salute della colonna vertebrale e per il miglioramento della tua scoliosi.

Il mio consiglio:

Consiglio vivamente di eliminare o ridurre il proprio consumo di zucchero, soprattutto di quello raffinato, a prescindere dal tipo metabolico.

La stevia è una pianta originaria dell'America Meridionale e rappresenta un ottimo sostituto dello zucchero, perché è il più innocuo tra i dolcificanti e non aumenta i livelli di insulina né influisce negativamente sullo sviluppo spinale.

CIBI AMMESSI:

1. Prodotti di origine animale

Molte persone che cominciano la paleodieta si preoccupano dei grassi saturi di origine animale che, nell'opinione comune, sono considerati causa di tumori, patologie cardiache, obesità, diabete, disfunzioni della membrana cellulare e persino del sistema nervoso, come la sclerosi multipla.

Tuttavia, numerosi studi scientifici indicano che sono gli oli vegetali liquidi di produzione industriale, ricchi di grassi trans che si formano con la lavorazione, i maggiori responsabili di queste moderne patologie, non i grassi naturali saturi.

Il mio consiglio:

Malgrado il risultato scientifico citato, la carne e le uova che mangi dovrebbero sempre provenire da allevamenti biologici. Inoltre, il pesce pescato dovrebbe sostituire quello da acquacoltura, perché i nostri antenati mangiavano solo animali selvatici, i cui grassi corporei cambiavano con le stagioni. Non avevano a disposizione fonti ricche di grassi saturi per tutta la durata dell'anno.

Inoltre, gli animali allevati con farine di origine vegetale e i pesci di allevamento vengono nutriti all'interno di zone recintate e sono esposti a sostanze chimiche come gli antibiotici, quindi le loro carni contribuiscono a introdurre maggiori quantità di composti artificiali nel nostro organismo.

La cosa più importante è mangiare in base al proprio tipo metabolico. Per esempio, chi appartiene al tipo carbo dovrebbe mangiare carni a basso contenuto di purina, mentre i tipi proteici devono preferire carni con purina da media a elevata. I tipi misti, dovrebbero combinare carni di entrambi i generi. Consulta la guida ai cibi consigliati per ciascun tipo metabolico per sapere quali cibi hanno livelli di purina elevati e quali invece bassi.

2. Grassi salubri

I grassi alimentari, saturi o meno, non provocano le patologie croniche tipiche delle civiltà moderne. I nostri organismi sono progettati per utilizzare i grassi saturi come principale fonte di energia.

I grassi animali contengono molti nutrienti che proteggono dai tumori e dai disturbi cardiaci; elevati tassi di queste patologie sono invece associati con il consumo di grandi quantitativi di oli vegetali.

Il mio consiglio:

È importante tenere presente che i grassi buoni (quelli saturi) non fanno ingrassare e in realtà sono fondamentali per ridurre i livelli di colesterolo cattivo nel sangue. Esistono molti grassi buoni tra cui scegliere per variare la tua alimentazione e rendere più gustosa la tua cucina, conservando la loro funzione salutare. L'olio di cocco, l'olio di oliva, l'olio di avocado, il burro, il burro chiarificato, i grassi animali sono alcuni fra gli oli e i grassi salubri che puoi utilizzare per fornire energia al tuo organismo, nonché per condire i piatti che prepari.

Tuttavia, i grassi seguenti possono essere causa di disturbi cardiaci, tumori, disfunzioni cognitive, osteoporosi e di molti altri problemi di salute:

- Grassi e oli (in maggior misura oli vegetali) surriscaldati a temperature molto elevate durante la cottura o la lavorazione dei cibi.
- Tutti gli oli idrogenati e parzialmente idrogenati.
- Oli liquidi di produzione industriale, quali l'olio di soia, di mais, di semi di cotone e di colza.

3. Frutta e verdura

La verdura e la frutta, ai giorni nostri, sono alimenti consigliati, che conferiscono un tocco di freschezza alla nostra alimentazione quotidiana. Ma sono utili per il miglioramento della scoliosi?

Il mio consiglio:

Anche se è vero che le verdure sono una componente salutare dell'alimentazione, che contiene nutrienti, minerali e vitamine preziosi, alcune verdure sono meglio di altre. Devi sceglierle saggiamente per trarne le sostanze di cui la tua colonna vertebrale ha bisogno, compatibilmente con il tuo tipo metabolico. Chi appartiene al tipo carbo può consumare ortaggi con maggiore contenuto di amido e quindi con indice glicemico superiore. Confronta la guida agli alimenti consigliati.

I coltivatori biologici producono una gamma sempre più ampia di vegetali non OGM, esenti da pesticidi. Usali per riempire metà del tuo piatto a ogni pasto. Per esempio, la lattuga "iceberg" o le patate fritte sono praticamente prive di valore nutrizionale, essendo composte principalmente di acqua. La lattuga o gli spinaci costituiscono una scelta migliore, perché sono più ricchi di ferro.

La frutta non è così salutare quanto si crede. È composta soprattutto da fruttosio, con alcune vitamine, minerali e altri nutrienti. Le stesse vitamine e nutrienti sono presenti anche nella carne e nelle verdure non amidacee, che sono prive di fruttosio. Ma alle persone la frutta fresca e il fruttosio tendono a piacere di più, a prescindere da quanto possano far male alla salute.

Io consiglio un altro "superfood", i crauti e il kimchi (crauti coreani), che sono entrambi ottenuti dalla fermentazione dei cavoli. Sono noti da migliaia di anni e possono essere enormemente utili per curare e rafforzare il sistema digerente, tenendo presente che la salute intestinale è strettamente collegata allo sviluppo scheletrico.

4. Frutta secca

La frutta secca, che comprende vari tipi di noci e semi, rappresenta uno spuntino molto pratico, che può essere consumato praticamente dovunque ed è ricco di eccezionali nutrienti. La maggior parte delle noci e dei semi facevano parte della dieta degli uomini preistorici ma, prima di inserirli nella propria alimentazione, ci sono comunque numerosi altri fattori da considerare.

Il mio consiglio:

Proprio come i cereali e i legumi, alcuni tipi di frutta secca utilizzano gli stessi meccanismi di difesa che possono essere dannosi per la salute. L'acido fitico e le lectine contenuti in alcune specie di noci e semi irritano il tratto digerente, inibendo l'assorbimento dei minerali. Di conseguenza, non è possibile trarre un grande valore nutritivo da questo tipo di frutta secca.

Ammollare la frutta secca è un ottimo modo per privarla dell'acido fitico, delle lectine e di altri antinutrienti. Lasciali in acqua salata per tutta la notte e quindi falli asciugare al sole o in forno, per evitare la formazione di muffe.

Cibi consigliati per il tipo metabolico proteico

PROTEINE			CARBOIDRATI			OLI/GRASSI
CARNE/POLLAME	**PESCE**	**LATTICINI**	**VERDURA**	**FRUTTA**	**FRUTTA SECCA**	**OLI / GRASSI**
purina elevata	*purina elevata*	*grassi saturi*	*non amidacea*	avocado	*vanno bene tutti i tipi*	*vanno bene tutti i tipi*
interiora	acciuga	*purina bassa*	asparagi	olive	noci	burro
paté	caviale	formaggio	fagioli freschi	noce di cocco	semi di zucca	panna
fegato di vitello	aringa	fiocchi di latte	cavolfiore	*non completamente matura:*	arachidi	burro chiarificato
fegatini di pollo	cozze	panna	sedano	mela verde	semi di girasole	*oli:*
purina media	sardine	uova	funghi	pera	sesamo	olio di mandorle
manzo	*purina media*	kefir	spinaci	*amido elevato*	mandorle	olio di semi di lino
bacon	orecchia di mare	latte	*amido elevato*	banana (sono con le punte verdi)	anacardi	olio di oliva
anatra	vongole	yogurt	carciofi		noci brasiliane	olio di arachidi
pollame	granchio	**LEGUMI**	carote		nocciole	olio di sesamo
oca	gamberi d'acqua dolce	tempeh	piselli		noci pecan	olio di semi di girasole
rognoni	aragosta	natto	patate, solo fritte nel burro		castagne	olio di noci
tacchino*	sgombro	**NOCI**	zucca		pistacchi	
vitello	capesante	*vanno bene tutti i tipi*				
selvaggina	gamberi					
scura	lumache					
	calamari					
	tonno scuro					

* preferibile la carne scura

Ciascun pasto deve contenere proteine da una di queste fonti, ma i latticini, i legumi o le noci non possono sostituire la carne nei pasti principali

Cibi consigliati per il tipo metabolico carbo

PROTEINE			CARBOIDRATI				OLI/GRASSI	
CARNE/POLLAME	PESCE	LATTICINI	VERDURA			FRUTTA	FRUTTA SECCA	OLI/GRASSI
carni leggere	pesce leggero	parzialmente scremati/scremati	amido elevato	amido medio	amido basso	vanno bene tutti i tipi	usare con moderazione	usare con moderazione
petto di pollo	pesce gatto	formaggio	patate	barbabietola	cime di barbabietola	mela	noci	burro
gallina faraona	merluzzo	fiocchi di latte	zucca	mais	broccoli	albicocca	semi di zucca	panna
petto di tacchino	platessa	kefir	rutabaga	melanzane	cavolini di Bruxelles	piccoli frutti	piccoli frutti	piccoli frutti
maiale magro	haddock	latte	patate dolci	patata messicana	cappuccio	ciliegie	semi di girasole	oli:
prosciutto	halibut	yogurt	igname	ocra	bietola	agrumi	sesamo	olio di mandorle
	persico	uova		pastinaca	cavolo riccio	uva	mandorle	olio di semi di lino
Carne rossa magra solo occasionalmente o eliminare del tutto	pesce azzurro	LEGUMI (usare con moderazione, amido basso)		ravanelli	cetriolo	melone	anacardi	olio di oliva
	sogliola			zucca "spaghetti"	aglio	pesca	noci brasiliane	olio di arachidi
	trota	tempeh		zucca estiva	cavolo nero	pera	nocciole	olio di sesamo
	tonno bianco	tofu		zucca gialla	insalate in foglia	ananas	noci pecan	olio di semi di girasole
	rombo	NOCI		rape	cipolla	prugne	castagne	olio di noci
				zucchine	prezzemolo	pomodoro	pistacchi	
					peperoni	frutta tropicale	noce di cocco	
					cipollotto		noci americane	
					germogli		noci di macadamia	
					pomodoro			
					crescione			

Nota: i cibi con elevato contenuto di amido hanno elevato indice glicemico

Ciascun pasto deve contenere proteine da una di queste fonti

Capitolo 4

La cucina della paleotipizzazione

Riempire la dispensa

Avere a portata di mano gli ingredienti, quando entri in cucina, ti dà sempre un senso di gratificazione. Cosa c'è di meglio di cucinare una cena genuina per la tua famiglia o per la persona che ami?

Una cucina ben fornita con gli ingredienti fondamentali, quelli che tendi a usare e a cucinare più spesso, può farti risparmiare tempo prezioso e denaro. Nella mia cucina, non mancano mai gli ingredienti elencati di seguito.

1. Spezie ed erbe aromatiche

Acquista le spezie e le erbe aromatiche intere, macinandole tu stesso per conservare la loro massima intensità e un aroma più pieno.

⊃ Zenzero

Lo zenzero è la radice della pianta di Zingiber officinale, utilizzato come golosità, spezia e rimedio naturale.

Il suo elevato valore medicinale si osserva soprattutto nel miglioramento della digestione, nella cura della nausea e dei disturbi mattutini, nella riduzione dei sintomi di riflusso gastroesofageo, nella cura sintomatica del raffreddore e nella potenziale riduzione della progressiva perdita di cellule cerebrali nella malattia di Alzheimer. In India e in Cina, lo zenzero è un'apprezzata cura naturale antinfiammatoria, comunemente impiegata per curare l'artrite e i problemi reumatici.

Anche senza tenere conto delle sue proprietà medicinali, il delizioso e pungente aroma dello zenzero può conferire vivacità a qualunque piatto.

Lo zenzero è inoltre un conservante naturale. Aggiungi un pezzettino di zenzero grattugiato nel cibo, se desideri poter conservare più a lungo gli avanzi.

⊃ Cannella

La cannella è una delle spezie più usate in cucina, nonché un ingrediente della medicina tradizionale cinese, grazie al suo ricco contenuto di manganese, ferro e fibre. Inoltre, è un potente antiossidante e un conservante naturale per il cibo. Mescolata con il miele, la cannella cura molti disturbi, oltre a conferire al cibo un gusto squisito.

⊃ Basilico

Molto presente nella cucina italiana, il basilico è un'erba fortemente aromatica che può essere coltivata anche al chiuso, purché possa godere di un'esposizione alla luce del sole di almeno sei ore al giorno. Lo uso sempre nelle insalate e negli stufati, o lo aggiungo semplicemente ai gamberi crudi tritati con le capesante.

⊃ Curry

Il curry è straordinariamente efficace in cucina, soprattutto se usato per aromatizzare il maiale, il manzo, il pollo o il pesce. Il mio piatto preferito è il manzo con carote al curry, stufato nel latte di cocco.

⊃ Pepe

Il pepe nero, quello verde e quello bianco derivano tutti dalle bacche della pianta del pepe. Il colore dipende dai vari gradi di maturazione e dalla lavorazione. Il pepe nero è una spezia molto usata in cucina, tipicamente alla fine della cottura per esaltare al massimo i sapori.

Inoltre, il pepe è una ricca fonte di manganese, vitamina K e ferro.

⊃ Timo

Il timo è una delle erbe aromatiche più usate, grazie al suo penetrante profumo. Metto del timo fresco nelle zuppe di verdura e nel brodo, cui conferisce il suo aroma delicato. Sia fresco che secco, deve essere aggiunto verso la fine della cottura, altrimenti perde il suo ottimo sapore.

⊃ Origano

L'origano è tipicamente presente nella cucina mediterranea e in quella messicana. Sta benissimo con il pomodoro.

L'origano è ricco di vitamina K. Il suo olio ha proprietà disinfettanti e antinfiammatorie.

2. Brodo di manzo, di vitello e di pollo

Il brodo è la medicina perfetta per chi soffre di scoliosi. Prepara sempre il brodo usando solo ingredienti biologici. Il brodo di ossa è un cibo essenziale nell'alimentazione tradizionale ed è apprezzato in tutto il mondo per la ricchezza dei suoi nutrienti.

Ecco alcune sostanze benefiche che si possono trovare in un brodo ben fatto:

- Il magnesio può essere ottenuto dal brodo fatto con le ossa, mentre è spesso carente nella maggior parte di cibi e di diete.

- Il collagene e la gelatina possono essere estratti direttamente dalle ossa e dalle cartilagini, piuttosto che ottenuti dalle gelatine industriali in commercio.

- Il brodo di ossa può rappresentare una delle migliori fonti di calcio.

- Il midollo delle ossa contiene proteine e moltissimi minerali.

- Zolfo, potassio e sodio, elettroliti essenziali, tutti importanti per la tua salute.

3. Oli e grassi salutari

- Olio di cocco: contiene elevati livelli di grassi saturi ed è ottimo per la cottura ad alte temperature. La quantità utilizzata deve essere regolata in base ai diversi tipi metabolici.

- Olio extravergine di oliva: è prodotto dalla prima spremitura del frutto dell'albero dell'olivo. Lo conservo in un armadietto al riparo dalla luce e da fonti di calore. È perfetto per le insalate.

- Olio di avocado: lo uso sia per cucinare che per le insalate. Il suo punto di fumo eccezionalmente alto e il gusto aromatico lo rendono idoneo per i fritti e per la griglia.

- Burro biologico: proviene da mucche che pascolano liberamente e ha un punto di fusione più elevato. Nella dieta della paleotipizzazione, la proporzione utilizzata varia a seconda dei tre tipi metabolici.

4. Frutta secca

Ammollando la frutta secca e i semi per alcune ore in acqua salata, si eliminano la maggior parte dell'acido fitico e degli altri antinutrienti. L'acido fitico blocca l'assorbimento del calcio, del ferro e del magnesio, danneggia la digestione, aumenta l'infiammazione cronica e neutralizza gli inibitori enzimatici. Risciacquala bene e falla asciugare al sole, nell'essiccatore o nel forno.

Tra tutti i semi, i semi di lino sono i più ricchi di omega 3 rispetto agli omega 6. Ma i loro omega 3 sono sotto forma di acido alfalinolenico (ALA), le cui catene devono essere allungate per formare EPA e DHA ed essere quindi utilizzabili per l'organismo.

Noci, castagne, nocciole e mandorle sono i miei spuntini preferiti. La frutta secca tostata ha un aroma più ricco e saporito. In più, il suo gusto e la croccantezza riescono sempre a rendere straordinario qualunque piatto. A me piace anche cospargere semi di sesamo tostati sulle insalate.

5. Latte di cocco in lattina

Il latte di cocco è un alimento essenziale nella paleodieta ed è spesso utilizzato per sostituire panna e latticini. Costituisce la base per la preparazione dei curry tailandesi ed è ricco di fosforo, un nutriente fondamentale per rafforzare le ossa. Io ho preparato persino un "paleo gelato" usando latte di cocco, tuorlo d'uovo, miele e vanillina. Era squisito!

6. Sale marino

Il sale marino è formato dalla naturale evaporazione delle acque del mare; contiene il 98% di cloruro di sodio e il 2% di minerali quali ferro, magnesio, zolfo o iodio. Non contiene però ioduro di potassio.

7. Edulcoranti

Nella mia dispensa, tengo sempre dello sciroppo d'acero e del miele crudo, che sono i dolcificanti più innocui.

8. Frutta essiccata

La frutta essiccata più comunemente usata comprende le prugne, le sfoglie di banana, l'uva, le albicocche, i datteri, le ciliegie, il mango, i mirtilli rossi, ecc. Conservata semplicemente eliminando la maggior parte della sua umidità, contiene tutti i nutrienti della frutta benefici per ogni singolo tipo metabolico. Devi però stare lontano dalla frutta essiccata chimicamente che contiene conservanti (come il biossido di zolfo), nonché zucchero, che riducono il suo valore nutritivo.

9. Salsa di soia tamari

La salsa di soia tamari è un condimento giapponese di colore molto scuro, con un gusto vagamente affumicato. È un sottoprodotto della fermentazione del miso, naturalmente privo di glutine.

10. Miso

Il miso è una pasta tradizionale giapponese fatta con fagioli di soia fermentati. Una coltura di batteri o funghi viene introdotta per creare questa preparazione gastronomica. Io aggiungo sempre uovo e carne macinata per esaltare il suo straordinario sapore.

11. Uova

Molte persone mangiano solo l'albume dell'uovo, perché pensano che il tuorlo sia ricco di colesterolo, che può provocare patologie cardiache. In realtà, il tuorlo è la parte più salutare dell'uovo, con oltre il 90% di sostanze micronutrienti e antiossidanti. Inoltre ha il 100% di vitamine liposolubili, così importanti per la tua salute. Io personalmente mangio 3-4 uova intere al giorno.

12. Kefir

Mi piace mescolare della frutta al kefir. Il sapore leggermente acido del kefir non si sente, mentre si mangia la frutta. Inoltre, i gusti variati e insoliti stuzzicano straordinariamente il palato.

13. Cibi in scatola

Nella mia dispensa tengo sempre un po' di pomodoro in scatola, perché in realtà il pomodoro fresco non è migliore di quello conservato, che contiene una maggiore quantità di licopene antiossidante.

Attrezzatura da cucina

Di seguito, gli attrezzi che uso più spesso in cucina.

1. Pentola per minestra

L'ebollizione a fuoco lento è una tecnica di cottura delle zuppe diffusa nella provincia cinese del Guangdong. Lo squisito gusto della zuppa cotta in questo modo permane sino a 2 ore dopo che hai finito di mangiarla! Ogni famiglia possiede una di queste caratteristiche pentole di terracotta, in varie dimensioni. Ora, a causa dei miei molti impegni professionali, preparo un brodo di ossa, facile e veloce, come base per le mie minestre.

Ogni tanto, cuocio la zuppa usando una speciale pentola sottovuoto in acciaio inossidabile, al posto di quella tradizionale, che non richiede alimentazione elettrica. La pentola interna in acciaio inox viene usata per la cottura, mentre il contenitore esterno sottovuoto isolato mantiene alta la temperatura del cibo per molte ore, senza bruciarlo o farlo attaccare. Nella pentola interna, metto alcuni pezzi di ossa grossolanamente tagliati e acqua, che faccio bollire sul fornello da 30 minuti a 1 ora. Quindi rimuovo l'eventuale schiuma formatasi in superficie, metto nella pentola gli altri ingredienti della zuppa e faccio bollire a fuoco lento per un'altra ora. Infine, inserisco la pentola nel contenitore esterno sottovuoto e chiudo il coperchio sigillato. Il giorno dopo, metto in tavola un'ottima zuppa, dalle straordinarie qualità.

2. Coltello da chef

Un proverbio cinese recita "un artigiano deve prima affilare i suoi strumenti, se vuol fare bene il suo lavoro". Un bravo chef deve avere un coltello affilato, maneggevole e adatto per tutti gli usi: tagliare, tritare e affettare. La lama, di norma, è lunga da 20 a 35 cm.

3. Forbici

Le forbici da cucina sono forbici progettate per esercitare una grande forza. Le uso sempre per tagliare le ossa delle sterno del pollo senza lasciare schegge nella carne, che potrebbero causare rischi di soffocamento, soprattutto per i bambini e le persone anziane.

4. Taglieri

Un tagliere può essere fatto di legno, plastica, bambù o vetro. I taglieri di legno e di vetro non si possono utilizzare nelle cucine dei ristoranti. Io uso taglieri separati per i cibi cotti e quelli crudi, per la carne e per frutta/verdura, per evitare le contaminazioni incrociate.

5. Slow cooker

La slow cooker è una pentola per cottura lenta, con capacità comprese tra 2 e 8,5 litri. I modelli programmabili cuociono il cibo per un tempo predefinito, in modo da potersi occupare di altre cose nel frattempo.

6. Teglia

Una teglia è un grande e profondo piatto da forno, che può essere utilizzato anche come piatto di portata. Puoi preparare una teglia per la colazione la sera prima e scaldarla al mattino nel forno: una colazione veloce e gustosa.

7. Wok

Un wok è una pentola con il fondo arrotondato originaria della Cina. Viene spesso utilizzata per saltare, cuocere al vapore o in camicia, friggere, soffriggere, bollire, brasare e stufare. Scegli un wok con il diametro e la profondità adatti alle tue esigenze e alle dimensioni del tuo fornello.

8. Robot da cucina

Questo elettrodomestico fa risparmiare molto tempo prezioso in cucina. È ottimo per affettare, sminuzzare, tagliare, preparare purè di frutta e verdura, grattugiare il formaggio, mescolare il burro nella pasta per dolci, ecc. Permette di ottenere minestre cremose, ma con una consistenza meno uniforme di quella che si ottiene con un frullatore.

9. Essiccatore

Un essiccatore elimina l'umidità dai cibi e può essere usato per essiccare la frutta, la verdura e la carne. Puoi scegliere la marca e il modello più adatti alle tue esigenze di lavoro e di spazio, costo e garanzia del prodotto. Puoi anche cercare quello che si intona meglio all'arredamento della tua cucina. La frutta e la verdura essiccata rappresentano uno spuntino sano e conservano appieno il loro sapore e l'aroma, concentrandoli.

Oltre alla frutta, alla verdura e alla carne essiccata, l'essiccatore può anche servire per preparare yogurt e natto, frutta secca e semi croccanti ed è quindi uno strumento molto utile in cucina!

10. Tazze e cucchiai

Per chi è alle prime armi ai fornelli,, può essere utile verificare la capacità delle tazze e dei cucchiai che si hanno a disposizione in cucina per dosare gli ingredienti più comuni senza ricorrere ogni volta alla bilancia.

11. Cucchiai di legno

I cucchiai di legno sono oggetti di uso quotidiano in cucina e sono sempre utili per mescolare e saltare in padella. Il materiale naturale, le varie forme e dimensioni disponibili rendono la cucina con i cucchiai di legno particolarmente piacevole.

12. Foglio di alluminio

Il foglio di alluminio è molto usato per cucinare velocemente, per il barbecue e per evitare di sporcare i fornelli: io lo uso spesso per cuocere il salmone e le ali di pollo al cartoccio. Per mantenere il sedano fresco e croccante, lo avvolgo sempre nel foglio di alluminio e lo metto nel cassetto delle verdure del frigo, riuscendo a conservarlo così per circa 2 settimane.

Trucchi di cucina

1. Il cervo e lo struzzo sono carni con pochi grassi. Cuocerle troppo le rende dure da masticare.

2. La prima cosa da mettere nel wok sono sempre le cipolle: mescolale un po', finché diventano trasparenti. Quindi, unisci zenzero e aglio. Dagli il tempo di cedere i propri aromi all'olio, ma non lasciarli tanto a lungo da far bruciare l'aglio.

3. Non mescolare l'ananas fresco o surgelato alla gelatina. Questo frutto, assieme a fichi crudi, kiwi, guaiava, radice di zenzero e papaia, contiene un enzima chiamato bromelina, che spezza i legami della gelatina, facendole perdere le sue proprietà addensanti. Gli enzimi vengono disattivati dalla cottura, quindi puoi usare ananas o kiwi in scatola.

4. Con le ossa di vitello si ottiene un brodo più denso e di sapore più delicato rispetto alle ossa di manzo, perché il vitello ha più collagene, che dà maggiore consistenza al brodo.

5. Qualunque tipo di gelatina tu decida di usare, non cuocerla MAI in un forno a microonde.

6. Le ricette di zuppe e minestre si possono considerare più come linee guida, che come ricette da prendere alla lettera. La loro bellezza sta proprio nella flessibilità, economicità e nel fatto di poter essere un piatto unico completo.

7. Aggiungi le carni cotte come complemento proteico in minestre, insalate, stufati, ripieni, piatti a base di uova, panini e sandwich.

8. Se usi alcune erbe cinesi nelle minestre, è importante anche evitare di usare pentole in acciaio inossidabile, alluminio o rame. Alcune erbe reagiscono chimicamente con il materiale delle pentole.

9. Quando cuoci alla griglia, non carbonizzare il cibo perché ciò può essere cancerogeno.

10. Evita di usare padelle in Teflon e antiaderenti perché il loro rivestimento rilascia tossine che passano nei tuoi cibi. L'acciaio inossidabile, la ghisa e le pentole smaltate Le Creuset rappresentano ottime alternative.

11. Ammolla i cereali, la frutta secca e i semi per tutta la notte per eliminare l'acido fitico e altri antinutrienti, nonché per migliorarne la digeribilità.

12. Preparare da soli i condimenti per le insalate è più sano, perché così sono sempre freschi e si possono controllare gli ingredienti che contengono, invece di acquistare condimenti già pronti.

13. L'olio di cocco, il burro, il lardo e lo strutto sono ottimi per cuocere a temperature elevate; l'olio di oliva e di sesamo sono adatti per la cottura a temperatura medio-basse e per condire le insalate a crudo.

14. Coltiva le tue erbe aromatiche in giardino o nei vasi sul davanzale della cucina per avere sempre a disposizione condimenti freschi e profumati.

PARTE 2   *La cucina per la scoliosi – Ricette*

Capitolo 5

A proposito delle ricette

Ciascuna delle 115 ricette, oltre a ripristinare la salute della tua colonna vertebrale, ha lo scopo di migliorare il tuo stato di salute complessivo e il tuo benessere. Le ho raggruppate per categorie, rispettivamente insalate, minestre e zuppe, carni, pollame e spuntini. Spero che tu, i tuoi familiari e i tuoi amici apprezzerete la cura e l'amore posti in ciascuna di queste ricette speciali.

Un'altra cosa che devi notare è che le ricette sono state create appositamente per ciascun tipo metabolico. Quindi, è importante attenerti al tuo tipo metabolico per ottenere i migliori effetti per la tua salute e per la tua vita. Alcune ricette riportano indicazioni solo per uno o due tipi metabolici. Se gli ingredienti e le informazioni relativi al tuo tipo metabolico mancano, ciò significa che quella ricetta non è adatta per il tuo tipo metabolico. Quindi, è meglio che la eviti e la sostituisca con una delle pietanze ammesse nella tua dieta.

Queste ricette non vanno necessariamente rispettate alla lettera. Puoi far appello alle tue capacità gastronomiche e lasciare che ti ispirino nella creazione delle tue personali variazioni su questa base.

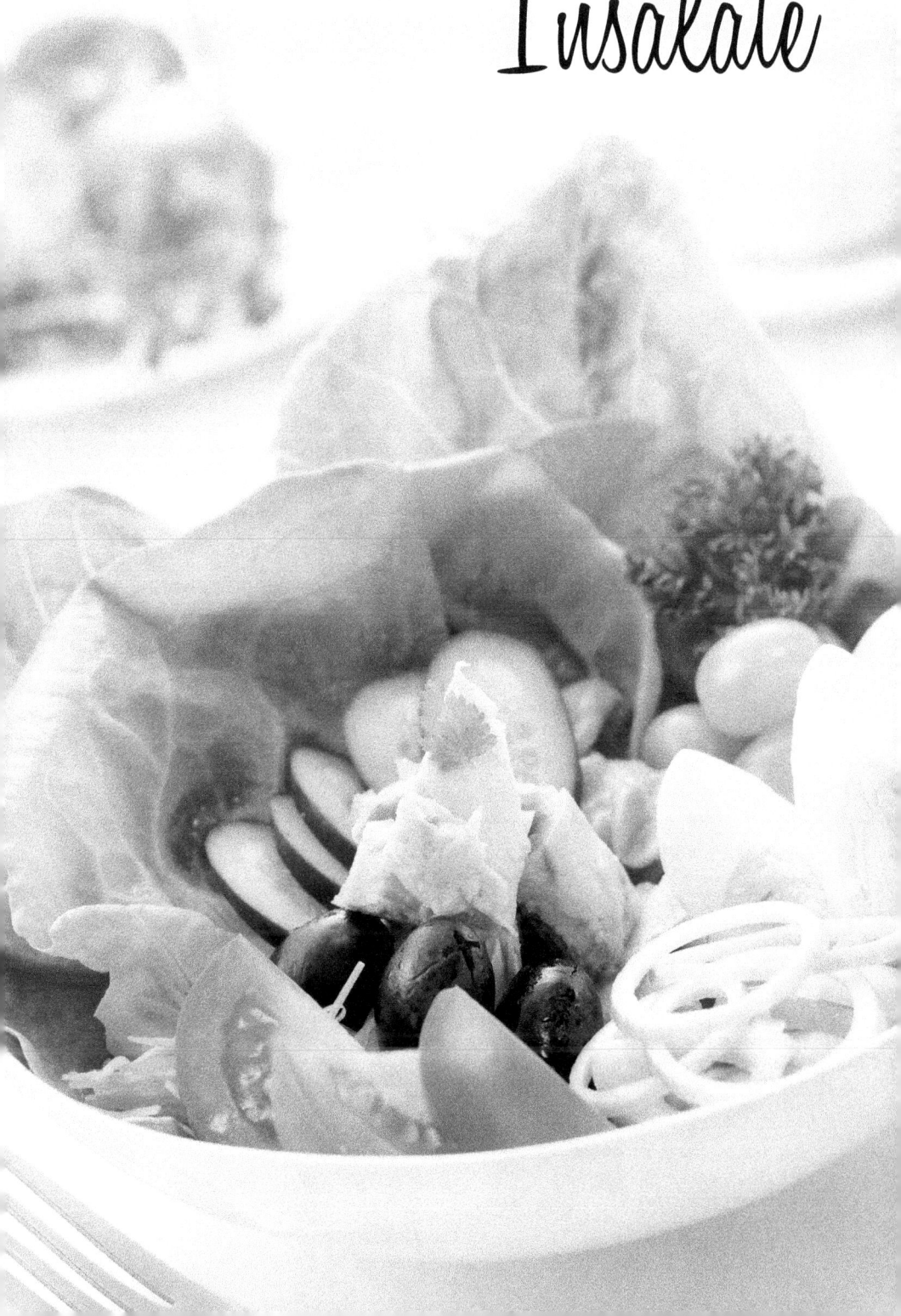

Insalate

Insalata estiva di capesante

	Tipo proteico	Tipo misto	Tipo carbo
Ingredienti	• Succo di 1 pompelmo • Succo di 1 arancia biologica • Succo di 1 lime • 500 g di pomodori ciliegini • Una manciata di coriandolo fresco tritato • Sale marino a piacere		
	• 500 g di capesante • ¼ di cipolla rossa tritata finemente • 2 avocado a dadini	• 500 g di capesante o di tonno • ¼ di cipolla rossa tritata finemente • 2 avocado a dadini	• 500 g di tonno • ½ di cipolla rossa tritata finemente • 1 avocado a dadini • 180 g di asparagi freschi cotti al vapore
Preparazione	• Porta a ebollizione una pentola di medie dimensioni piena d'acqua. Aggiungi una manciata di sale abbondante. • Controlla le capesante. Alle volte, possono presentare piccoli residui di sabbia. Puliscile bene, eliminando ogni eventuale residuo. Metti le capesante nell'acqua bollente e falle cuocere per circa 5 minuti. • Nel frattempo, in una scodella grande, mescola la cipolla, il succo degli agrumi, l'avocado, i pomodori, il coriandolo e il sale. • Aggiungi le capesante. Mescola bene il tutto. Puoi mangiarla subito oppure mettere l'insalata in frigo fino a quando le capesante si saranno ben raffreddate.		

Informazioni nutrizionali

Calorie	256	247	234
Grassi	10 g	9,2 g	8 g
Carboidrati	19 g	18,4 g	16 g
Proteine	24 g	23,7 g	22,4 g
Tempo di preparazione: 15 minuti - Porzioni: 4			

Insalata di gamberi e avocado

	Tipo proteico	Tipo misto	Tipo carbo
Ingredienti	• 45 ml di succo di lime fresco • 70 g di cipollotti finemente tritati • 35 g di coriandolo fresco finemente tritato • Sale marino e pepe nero macinato fresco a piacere		
	• 500 g di gamberi cotti e puliti • 2 avocado sbucciati, privati del nocciolo e tagliati a dadini • 2 pere medie sbucciate, private dei semi e tagliate a dadini • 30 ml di olio extravergine di oliva	• 500 g di gamberi cotti e puliti o di tonno • 2 avocado sbucciati, privati del nocciolo e tagliati a dadini • 1 mango medio sbucciato, privato del nocciolo e tagliato a dadini • 30 ml di olio extravergine di oliva	• 500 g di tonno • 2 avocado sbucciati, privati del nocciolo e tagliati a dadini • 180 g di asparagi freschi cotti al vapore • 2 manghi medi sbucciati, privati del nocciolo e tagliati a dadini • 15 ml di olio extravergine di oliva
Preparazione	• In una scodella piccola, prepara una citronette mescolando il succo di lime e l'olio di oliva. • Condisci con sale e pepe a piacere e mescola il tutto. Metti da parte. • In una scodella grande, mescola i manghi e gli avocado, i cipollotti, il coriandolo e i gamberi. Unisci la vinaigrette e mescola bene il tutto. L'insalata è migliore se servita fredda: quindi, se non devi mangiarla subito, mettila in frigo fino al momento di consumarla.		

Informazioni nutrizionali

Calorie	259	239	231
Grassi	12 g	10,6 g	9,4 g
Carboidrati	27 g	25,3 g	20 g
Proteine	15 g	14,6 g	14,2 g
Tempo di preparazione: 15 minuti - Porzioni: 4			

Insalata di pesce con bacon e avocado

	Tipo proteico	Tipo misto	Tipo carbo
Ingredienti	• 5 g di aneto fresco finemente tritato • 30 ml di succo di limone • Sale marino e pepe • Olio per la rosolatura		
	• 1 trancio di salmone da 500 g • 220 g di bacon cotto sminuzzato • 35 g di cipolla rossa finemente tritata • 1 avocado medio sbucciato, privato del nocciolo e tagliato a pezzetti	• 1 trancio di tonno pinne gialle da 500 g • 110 g di bacon cotto sminuzzato • 35 g di cipolla rossa finemente tritata • 1 avocado medio sbucciato, privato del nocciolo e tagliato a pezzetti	• 1 trancio di tonno pinne gialle da 500 g • 110 g di bacon cotto sminuzzato • 70 g di cipolla rossa finemente tritata • ½ avocado medio sbucciato, privato del nocciolo e tagliato a pezzetti • 1 asparago fresco cotto al vapore
Preparazione	• Scalda una padella con fondo spesso su fuoco vivace per 2 minuti. • Ungi il tonno o il salmone con l'olio e cospargi con poco sale e pepe. • Metti il trancio di pesce nella padella riscaldata e fallo rosolare bene da entrambi i lati: circa 3 minuti per lato se lo vuoi ben cotto, o meno se ti piace non troppo cotto. • Fai raffreddare il tonno o il salmone; taglialo a cubetti piccoli. • Mescola con gli altri ingredienti. • Servi da solo o su un letto di insalata verde mista.		

Informazioni nutrizionali

Calorie	187	171	165
Grassi	13 g	11 g	9,6 g
Carboidrati	14 g	11 g	8 g
Proteine	16 g	15,2 g	14 g

Tempo di preparazione: 10 minuti - Porzioni: 4

Insalata di tonno ai mirtilli rossi

	Tipo proteico	Tipo misto	Tipo carbo
Ingredienti	• 350 g di tonno in scatola • 50 g di maionese o più, a piacere		
	• 3 gambi di sedano finemente tritati • 35 g di cipolla rossa finemente tritata • 70 g di ribes essiccato	• 2 gambi di sedano finemente tritati • 35 g di cipolla rossa finemente tritata • 70 g di mirtilli rossi essiccati	• 1 gambo di sedano finemente tritato • 70 g di cetriolo a dadini • 70 g di cipolla rossa finemente tritata • 70 g di mirtilli rossi essiccati
Preparazione	• Mescola semplicemente tutti gli ingredienti assieme in una scodella. • Servi a temperatura ambiente o refrigerato.		

Informazioni nutrizionali

Calorie	353	337	324
Grassi	20 g	18,9 g	17 g
Carboidrati	8 g	6,9 g	5,7 g
Proteine	33 g	33 g	32,4 g

Tempo di preparazione: 10 minuti - Porzioni: 2

Insalata di pollo alla tahina

	Tipo proteico	Tipo misto	Tipo carbo
Ingredienti	• 75 ml di olio extravergine di oliva • 30 ml di tahina • 30 ml di aceto di xeres • Semi di sesamo per guarnire		
	• 1 kg di cosce di pollo biologico tagliate a dadini di 2-3 cm • 15 g di prezzemolo tritato grossolanamente • 4 carote grattugiate • 4 ravanelli affettati	• 1 kg di petto e cosce di pollo biologico tagliati a dadini di 2-3 cm • 15 g di prezzemolo tritato grossolanamente • 3 carote grattugiate • 6 ravanelli affettati	• 1 kg di petto di pollo biologico tagliato a dadini di 2-3 cm • 30 g di prezzemolo tritato grossolanamente • 2 carote grattugiate • 8 ravanelli affettati
Preparazione	• Condisci il pollo biologico con poco sale e pepe e 30 ml di olio di oliva, mescolando. • Regola la griglia del forno su una temperatura alta e cuoci il pollo biologico per 10 minuti, mescolando una o due volte. Lascia raffreddare leggermente. • Unisci il resto dell'olio di oliva, la tahina e l'aceto, mescolando. • In una scodella grande, mescola il pollo biologico con le carote, i ravanelli e il prezzemolo. • Cospargi con il condimento e mescola bene. Guarnisci con semi di sesamo. • Servi a temperatura ambiente o refrigerato.		

Informazioni nutrizionali

Calorie	600	532	468
Grassi	38,3 g	25 g	18 g
Carboidrati	7 g	5,7 g	4 g
Proteine	67 g	63,5 g	58 g

Tempo di preparazione: 20 minuti - Porzioni: 4

Insalata di pollo alla pesca

	Tipo proteico	Tipo misto	Tipo carbo
Ingredienti	• 1 pesca o pesca noce matura, lavata, privata del nocciolo e tagliata a pezzi (non è necessario sbucciarla) • Una manciata di mandorle tritate • 2,5 ml di aceto di mele non filtrato (meglio se crudo biologico) • 30 ml di succo di arancia appena spremuta • Da 3,5 a 7 g di curry • 0,3 g di chiodi di garofano macinati • Guarnizione: foglie fresche intere di lattuga biologica		
	• 190 g di cosce di pollo biologico cotte, tagliate a dadini • 100 g di sedano tritato • 45 ml di maionese • 7 g di prezzemolo fresco tritato	• 190 g di petto e cosce di pollo biologico cotti, tagliati a dadini • 50 g di sedano tritato • 45 ml di maionese • 7 g di prezzemolo fresco tritato	• 190 g di petto di pollo biologico cotto, tagliato a dadini • 70 g di cetriolo a dadini • 25 ml di maionese • 7 g di prezzemolo fresco tritato
Preparazione	• Mescola assieme le pesche, il pollo biologico, il sedano e le mandorle. • Mescola fra loro tutti i condimenti e versali sul composto contenente il pollo. • Mescola bene. • Servi immediatamente adagiato su foglie di lattuga biologica oppure fai raffreddare nel frigo prima di servire.		

Informazioni nutrizionali

Calorie	115	109	105
Grassi	1 g	0,7 g	0,3 g
Carboidrati	28,3 g	25,6 g	23 g
Proteine	2,9 g	2,2 g	1,5 g

Tempo di preparazione: 20 minuti Porzioni: 2

Insalata di broccoli e bacon

	Tipo proteico	Tipo misto	Tipo carbo
Ingredienti	• 65 g di miele crudo, sciroppo d'acero puro grado B oppure zucchero di cocco/palma • 45 ml di aceto di mele non filtrato (meglio se crudo biologico) • 125 g di mandorle o noci tritate grossolanamente • 75 g di uva passa o di frutta essiccata • Oppure 150 di frutta fresca tagliata: uva, ciliegie, mirtilli o mele a pezzetti (facoltativo)		
	• 220 g di maionese • 15 fette di bacon cotto, tagliato o tritato a pezzetti • 2 broccoli freschi grandi, tagliati a cimette • 1 cavolfiore fresco grande, tagliato a cimette	• 220 g di maionese • 10 fette di bacon cotto, tagliato o tritato a pezzetti • 3 broccoli freschi grandi, tagliati a cimette	• 110 g di maionese • 10 fette di bacon cotto, tagliato o tritato a pezzetti • 3 broccoli freschi grandi, tagliati a cimette
Preparazione	• Unisci la maionese e il miele o lo sciroppo d'acero in una grande terrina e mescola bene (un gusto eccessivamente dolce può essere corretto con un po' di aceto di mele). • Aggiungi il bacon, i broccoli, il cavolfiore, le noci e la frutta essiccata; quindi mescola bene, in modo da ottenere un composto omogeneo, condito uniformemente. • Il gusto è migliore se si lascia il piatto a marinare nel frigo oppure appoggiato in un colino con del ghiaccio per qualche ora.		

Informazioni nutrizionali

Calorie	187	172	155
Grassi	8 g	6,8 g	5 g
Carboidrati	5 g	4,1 g	3,4 g
Proteine	7 g	5,2 g	4 g

Tempo di preparazione: 10 minuti - Porzioni: 4-6

Insalata di manzo al chimichurri

	Tipo proteico	Tipo misto	Tipo carbo
Ingredienti	• 60 ml di aceto di xeres o di aceto di vino rosso • 2 spicchi d'aglio sbucciati • 1,5 g di peperoncino in fiocchi • 3 g di origano secco oppure 15 g di foglie di origano fresco • 500 g di bavette di manzo • 3 manciate di insalata verde		
	• 180 ml di olio extravergine di oliva • 1 grande ciuffo di prezzemolo fresco	• 180 ml di olio extravergine di oliva • 1 grande ciuffo di prezzemolo fresco	• 180 ml di olio extravergine di oliva • 1 grande ciuffo di prezzemolo fresco
Preparazione	• Scalda la griglia a temperatura medio-alta. • Unisci l'olio di oliva, l'aceto, il peperone rosso e l'origano nel frullatore, quindi aggiungi il prezzemolo a ciuffetti. • Con una spatola di gomma, un cucchiaio o un coltello da burro, stacca le foglie dalle pareti del frullatore, quindi termina di frullare bene il tutto. • Verso la fine, la salsa diventerà più fluida; continua a frullare fino a ottenere un composto omogeneo. Se necessario, aggiungi un pizzico di sale. • Cospargi poco sale e pepe sulla bavette. Cuoci sulla griglia per sei minuti da ciascun lato, per una cottura media/al sangue. Lascia riposare 5 minuti, quindi affetta la bavette e mescolala con insalata verde. • Cospargi l'insalata con la salsa chimichurri e servi in tavola.		

Informazioni nutrizionali

Calorie	79	79	75
Grassi	7 g	7 g	6,1 g
Carboidrati	0 g	0 g	0 g
Proteine	4 g	4 g	4 g
Tempo di preparazione: 20 minuti - Porzioni: 3			

Maiale in insalata con vinaigrette di datteri

	Tipo proteico	Tipo misto	Tipo carbo
Ingredienti	• 4 datteri snocciolati • Scorza di 1 limone grande grattugiata • 8 spicchi d'aglio • 15 ml di aceto di xeres • 1 finocchio • 4 manciate di insalata verde mista		
	• 250 g di lombata di maiale • 120 ml di olio extravergine di oliva • 2 acciughe	• 250 g di lombata di maiale magra • 120 ml di olio extravergine di oliva • 2 filetti di acciuga	• 250 g di maiale magro • 60 ml di olio extravergine di oliva
Preparazione	• Taglia la lombata di maiale in bocconcini non più grandi di 2-3 cm di lato. Cospargi leggermente la carne con sale e pepe e mettila da parte. • Nel frullatore, mescola i datteri, le acciughe, la scorza di limone, gli spicchi d'aglio, l'olio di oliva e l'aceto, fino a ottenere un composto il più possibile omogeneo. La vinaigrette ottenuta dovrebbe avere una consistenza densa, a pezzetti. • Elimina il gambo e le parti verdi del finocchio e taglialo a metà, eliminando il nucleo interno. Affetta le due metà a fettine sottili. • Scalda un po' di olio di oliva in una padella su fuoco medio. Aggiungi il finocchio, fallo saltare fino a dorarlo (circa 3 minuti se lo preferisci leggermente croccante, più a lungo per ammorbidirne la fibra e rendere il sapore più delicato). • Aggiungi la carne di maiale e, mentre cuoci il primo lato, cospargi ogni pezzo con circa 5 ml di vinaigrette. • Dopo tre minuti, gira i medaglioni di maiale e falli cuocere per qualche minuto ancora, in modo che la carne sia rosolata all'esterno, ma ancora leggermente rosata all'interno. • Mescola l'insalata verde con il resto della vinaigrette e dividila su due piatti. • Aggiungi il finocchio e il maiale sui piatti.		

Informazioni nutrizionali

Calorie	702	687	653
Grassi	43 g	38 g	33,2 g
Carboidrati	45 g	45 g	41 g
Proteine	39 g	39 g	37 g

Tempo di preparazione: 20 minuti - Porzioni: 2

Insalata di uova alla Benedict

	Tipo proteico	Tipo misto	Tipo carbo
Ingredienti	• 4 uova • 5 ml di aceto • 45 ml di succo di limone fresco • 5 ml di senape di Digione • 1,5 g di sale marino • 200 g di spinaci crudi o di rucola		
	• 8 fette di bacon o di prosciutto • 115 g di burro biologico non salato, fuso • 15 g di cipolla rossa finemente tritata	• 4 fette di bacon o di prosciutto • 115 g di burro biologico non salato, fuso • 35 g di cipolla rossa finemente tritata	• 2 fette di bacon o di prosciutto • 55 g di burro biologico non salato, fuso • 35 g di cipolla rossa finemente tritata
Preparazione	• Se usi il bacon, cuocilo nel modo che preferisci e, quando si è raffreddato, sbriciolalo a pezzetti. • Se usi il prosciutto, taglialo a striscioline e fallo saltare qualche minuto in padella per renderlo croccante. Metti da parte. • Riempi una pentola o una casseruola con 8-10 cm di acqua e aggiungi l'aceto. • Porta a ebollizione. Rompi un uovo in una tazzina da caffè, quindi versa delicatamente l'uovo nell'acqua. • Ripeti la procedura con le tre uova restanti, distanziandole uniformemente nella casseruola. • Fai sobbollire l'acqua, evitando che bolla troppo forte, fino a quando i bianchi delle uova sono solidificati, per circa 2 minuti. • Togli le uova dall'acqua con una schiumarola e trasferiscile su un piatto. • Elimina eventuale acqua in eccesso. • Mescola il succo di limone e la senape, quindi aggiungi il condimento all'insalata.		

Informazioni nutrizionali

	Tipo proteico	Tipo misto	Tipo carbo
Calorie	335	304	296
Grassi	19,5 g	17,8 g	14,2 g
Carboidrati	35 g	30,1 g	26,8 g
Proteine	45 g	43 g	42,3 g

Tempo di preparazione: 20 minuti - Porzioni: 4

Insalata di bacon e uova

	Tipo proteico	Tipo misto	Tipo carbo
Ingredienti	• 1 piccolo cespo di lattuga riccia • 3 piccoli cespi di lattuga romana • 1 scalogno tritato finemente • 45 ml di aceto di xeres • 15 ml di senape		
	• 220 g di bacon o pancetta cotti, tagliati a pezzetti • 4 uova	• 110 g di bacon o pancetta cotti, tagliati a pezzetti • 4 uova	• 110 g di prosciutto tagliato a pezzetti • 2 uova
Preparazione	• Di solito si usa la lattuga riccia ma, se lo preferisci, puoi sostituirla con spinaci freschi o rucola. • Taglia i cespi di lattuga riccia e romana a pezzetti e mischiali in una terrina. • Fai saltare il bacon/prosciutto per renderlo croccante. • Tenendo il fuoco su calore medio, aggiungi lo scalogno. Fai saltare per qualche minuto, quindi aggiungi aceto e senape. • Non appena comincia a soffriggere, mescola per circa 20 secondi, quindi togli dal fuoco e versa sopra all'insalata. • L'insalata può essere servita con uova in camicia o fritte in padella. Per friggere le uova, scalda semplicemente un po' d'olio o di burro biologico e cuoci le uova fino alla cottura desiderata. • Per fare le uova in camicia, porta a ebollizione un pentolino d'acqua. Rompi un uovo in una scodella o in una tazza e fallo scivolare delicatamente nell'acqua. Fai cuocere l'uovo per qualche minuto, fino a che l'albume è sodo e il tuorlo diventa torbido.		

Informazioni nutrizionali

Calorie	306	306	291
Grassi	18,9 g	18,9 g	16,7 g
Carboidrati	14,6 g	14,6 g	12,3 g
Proteine	19,4 g	19,4 g	17,9 g
Tempo di preparazione: 10 minuti - Porzioni: 4			

Insalata di mirtilli con vinaigrette di lamponi

	Tipo proteico	Tipo misto	Tipo carbo
Ingredienti	• 100 g di mirtilli • 60 ml di olio di noci • 15 ml di aceto bianco • 20 g di miele • 25 g di lamponi • Sale marino a piacere		
	• 4 manciate di spinaci • 2 avocado tagliati a pezzi • 100 g di noci	• 4 manciate di rucola o di spinaci • 1 avocado tagliato a pezzi • 100 g di noci	• 4 manciate di spinaci • 2 cetrioli tagliati a pezzi • 50 g di noci
Preparazione	• In una terrina grande, mescola i mirtilli, gli spinaci/la rucola, le noci e l'avocado/il cetriolo. • Nel frullatore, metti l'olio di noci, l'aceto, il miele e i lamponi, quindi mescola fino a ottenere un composto omogeneo. • Aggiungi sale marino a piacere. • Cospargi il condimento a base di lampone sull'insalata, mescola e servi.		

Informazioni nutrizionali

Calorie	229	229	200
Grassi	22 g	22 g	18 g
Carboidrati	29,4 g	29,4 g	24,15 g
Proteine	23 g	23 g	21 g
Tempo di preparazione: 15 minuti - Porzioni: 2			

Insalata di cavolo riccio con avocado e nocciole

	Tipo proteico	Tipo misto	Tipo carbo
Ingredienti	• Succo di mezza arancia (circa 60 ml) • Succo di mezzo limone (circa 30 ml) • 120 ml di olio di nocciole • 1 mazzo di cavolo riccio • 90 g di nocciole, grossolanamente tritate • Sale marino e pepe a piacere		
	• 1 scatola di sardine • 2 avocado sbucciati e tagliati a pezzi	• 1 scatola di sardine • 1 avocado sbucciato e tagliato a pezzi	• 1 scatoletta di tonno • 1 cetriolo sbucciato e tagliato a pezzi
Preparazione	• Mescola il succo degli agrumi e l'olio in una terrina. • Elimina la costola centrale dura e gommosa di ciascuna foglia di cavolo riccio, tagliandola con un coltello, quindi affetta finemente le foglie. • Mescola il cavolo riccio, l'avocado e le sardine/il tonno con il condimento. • Condisci con sale e pepe a piacere. • Cospargi con le nocciole.		

Informazioni nutrizionali

Calorie	561	561	556
Grassi	50 g	50 g	47 g
Carboidrati	29 g	29 g	26 g
Proteine	9 g	9 g	9 g
Tempo di preparazione: 15 minuti - Porzioni: 4			

Insalata di melanzane e finocchi

	Tipo proteico	Tipo misto	Tipo carbo
Ingredienti	• 1 grossa melanzana • 1 finocchio affettato molto sottile • 30 ml di aceto di xeres • 1-2 spicchi d'aglio finemente tritati • 0,5 g di paprika • 3 g di sale • 1-2 cipollotti		
	• 60 ml di olio extravergine di oliva • 7 g di prezzemolo tritato grossolanamente	• 60 ml di olio extravergine di oliva • 7 g di prezzemolo tritato grossolanamente	• 30 ml di olio extravergine di oliva • 15 g di prezzemolo tritato grossolanamente
Preparazione	• Taglia la melanzana a metà nel senso della lunghezza, quindi taglia ciascuna metà in quarti. • Metti su un piatto e copri (puoi usare un altro piatto), quindi metti nel forno a microonde per 6 minuti, fino a che la melanzana si ammorbidisce e risulta morbida pungendola con la forchetta. • Taglia la melanzana a pezzetti e mescolala con il finocchio in una terrina. • In una scodella piccola, mescola assieme l'olio di oliva, l'aceto, l'aglio, la paprika e il sale. • Versa sopra alla melanzana. Aggiungi il prezzemolo e i cipollotti nella terrina. Mescola bene.		

Informazioni nutrizionali

Calorie	97	97	98
Grassi	5 g	5 g	5 g
Carboidrati	7 g	7 g	8 g
Proteine	14 g	14 g	14 g

Tempo di preparazione: 20 minuti - Porzioni: 2

Insalata di alghe piccante

	Tipo proteico	Tipo misto	Tipo carbo
Ingredienti	• 20 g di alghe marine fresche o secche ammollate • 15 ml di aceto di mele o di riso • 1 cucchiaino (6 g) di salsa di soia tamari senza glutine • 1 cucchiaino di miele (facoltativo) • Un pizzico di peperoncino piccante in fiocchi		
	• 2 avocado • 60 ml di olio di sesamo tostato	• 2 grossi cetrioli • 45 ml di olio di sesamo tostato	• 3 grossi cetrioli • 30 ml di olio di sesamo tostato
Preparazione	• Se la buccia dei cetrioli è spessa o trattata con cere, sbucciali con un pelapatate. • Taglia i cetrioli/gli avocado nel senso della lunghezza ed elimina i semi con un cucchiaio. • Quindi taglia i cetrioli trasversalmente a "lunette". • Se usi le alghe fresche, sciacquale bene per eliminare il sale in eccesso usato per il confezionamento (o la sabbia, se sono raccolte direttamente). • Se usi alghe essiccate, ammollale in acqua filtrata finché non hanno assorbito sufficiente liquido, quindi sciacquale bene. • Se sono troppo grandi, tagliale a pezzetti usando le forbici da cucina. • Mescola assieme gli ingredienti restanti. • Metti i cetrioli/gli avocado in un piatto di portata basso con le alghe scolate e il condimento. • Mescola bene il tutto.		

Informazioni nutrizionali

Calorie	209	207,6	207
Grassi	3 g	2,8 g	2,6 g
Carboidrati	22 g	22 g	21 g
Proteine	14 g	14 g	14 g
Tempo di preparazione: 10 minuti - Porzioni: 2			

Insalata egea

	Tipo proteico	Tipo misto	Tipo carbo
Ingredienti	• 1 pomodoro medio, privato dei semi e tagliato a pezzi • 60 g di peperone verde tritato • 8 olive nere snocciolate, tagliate in quarti • 60 ml di aceto di vino rosso • 5 g di origano fresco tritato • Sale e pepe a piacere		
	• 90 ml di olio extravergine di oliva • 2 cetrioli sbucciati, privati dei semi e tagliati a dadini • 120 g di cimette di cavolfiore piccole • 4 filetti di acciuga a pezzetti • 45 g di formaggio feta	• 60 ml di olio extravergine di oliva • 3 cetrioli medi sbucciati, privati dei semi e tagliati a dadini • 45 g di formaggio feta	• 35 ml di olio extravergine di oliva • 4 cetrioli medi sbucciati, privati dei semi e tagliati a dadini • 30 g di formaggio feta
Preparazione	• Unisci il cetriolo a cubetti, il pomodoro tagliato, il peperone verde, le olive nere e i cipollotti affettati in una grande terrina di portata. • Spezzetaci sopra la feta. Cospargi l'aceto e l'olio di oliva sull'insalata. Aggiungi origano, sale e pepe. • Mescola direttamente in tavola, subito prima di servire.		

Informazioni nutrizionali

Calorie	173	145	100
Grassi	14 g	12 g	7 g
Carboidrati	10 g	8 g	9 g
Proteine	5 g	3 g	3 g

Tempo di preparazione: 5 minuti - Porzioni: 4

Insalata mista dell'orto

	Tipo proteico	Tipo misto	Tipo carbo
Ingredienti	• 20 g di prezzemolo tritato • 2 rametti di maggiorana fresca / 2 g essiccata • 1 scalogno medio tritato finemente • 220 g di germogli di alfalfa • 4 ravanelli tagliati a pezzetti • 2 macinate di pepe nero fresco • 3 spruzzate di salsa di soia (circa 2,5 ml)		
	• 180 g di cimette di cavolfiore • 60 g di cimette di broccoli • 60 g di semi di girasole • 30 ml di olio extravergine di oliva	• 120 g di cimette di broccoli • 60 g di cimette di cavolfiore • 20 g di semi di girasole • 30 ml di olio extravergine di oliva	• 120 g di cimette di broccoli • 60 g di gambi di broccoli, puliti e a cubetti • 90 g di prezzemolo • 20 ml di olio extravergine di oliva • 10 g di semi di girasole
Preparazione	• Taglia grossolanamente i broccoli/il cavolfiore. • Unisci il prezzemolo, la maggiorana, gli scalogni, i germogli, i ravanelli e mescola in una terrina di portata grande. • Condisci con olio, pepe e salsa di soia. • Mescola e servi in tavola.		

Informazioni nutrizionali

Calorie	118	89	75
Grassi	10 g	7 g	5 g
Carboidrati	6 g	6 g	7 g
Proteine	3 g	3 g	3 g
Tempo di preparazione: 10 minuti - Porzioni: 4			

Insalata cremosa con melanzane

	Tipo proteico	Tipo misto	Tipo carbo
Ingredienti	<ul><li>1 melanzana media da 250 g circa</li><li>5 g di sale marino</li><li>1 g di condimento secco per pollo o foglie di timo</li><li>1 g di basilico o origano essiccato</li><li>5 g di capperi scolati</li></ul>		
	<ul><li>1 cetriolo medio affettato, ben scolato dall'acqua</li><li>600 g di spinaci</li><li>60 ml di crema di semi di girasole (se non la trovi in commercio, puoi farla tu frullando semi di girasole, prezzemolo, aglio, peperoncino tritato, sale, olio evo)</li><li>70 g di tacchino cotto (carni scure)</li></ul>	<ul><li>1 cetriolo medio affettato, ben scolato dall'acqua</li><li>1 grosso cespo di lattuga</li><li>60 ml di crema di semi di girasole (se non la trovi in commercio, puoi farla tu frullando semi di girasole, prezzemolo, aglio, peperoncino tritato, sale, olio evo)</li><li>70 g di tacchino cotto a dadini (carni scure e chiare)</li></ul>	<ul><li>2 cetrioli medi affettati, ben scolati dall'acqua</li><li>1 grosso cespo di lattuga</li><li>15 ml di crema di semi di girasole (se non la trovi in commercio, puoi farla tu frullando semi di girasole, prezzemolo, aglio, peperoncino tritato, sale, olio evo)</li><li>70 g di tacchino cotto a dadini (carni chiare)</li></ul>
Preparazione	<ul><li>Accendi la griglia. Taglia la melanzana a fette spesse circa ½ cm. Disponi le fette su una teglia da biscotti. Cospargi con sale, condimento secco per pollame e basilico.</li><li>Cuoci per circa 3-4 minuti per lato, fino a quando le fette di melanzana cominciano a scurirsi. Togli dal fuoco.</li><li>Nel frattempo, taglia la lattuga/gli spinaci lavati e mettili in una terrina di portata. Aggiungi il cetriolo e il tacchino a cubetti all'insalata. Taglia la melanzana grigliata a pezzetti e aggiungila all'insalata insieme ai capperi.</li><li>Versa il condimento sull'insalata e mescola.</li></ul>		

Informazioni nutrizionali

Calorie	279	209	134
Grassi	15 g	10 g	4 g
Carboidrati	13 g	18 g	13 g
Proteine	221 g	18 g	13 g

Tempo di preparazione: 15 minuti - Porzioni: 2

Insalata per il brunch alla francese

	Tipo proteico	Tipo misto	Tipo carbo
Ingredienti	• 1 cipollotto medio affettato • 15 ml di olio extravergine di oliva • 10 ml di senape di Digione • 1,5 g di sale marino • 3 macinate di pepe nero		
	• 8 fette di bacon di tacchino tagliato a pezzettini • Salsa olandese calda (1 cucchiaio a persona per sostituire la vinaigrette) • 1 cespo di lattuga riccia • 350 g di spinaci	• 6 uova • 30 ml di aceto di mele • 2 cespi di lattuga riccia	• 30 ml di succo di limone appena spremuto • 4 uova • 2 cespi di lattuga riccia
Preparazione	• Lava, scola e taglia la lattuga e mettila in una grande terrina di portata. • Fai saltare il bacon di tacchino su fuoco medio, fino a renderlo croccante. Togli dal fuoco e spezzetta il bacon sopra all'insalata. • Metti i cipollotti affettati nella padella e falli saltare per 1 minuto. Togli dal fuoco. • Mescola bene con la frusta olio di oliva, aceto/succo di limone/salsa olandese, senape, sale e pepe. Versa sopra all'insalata e mescola. • Porta a ebollizione due dita d'acqua in una padella media. Aggiungi una spruzzata di aceto e riduci il fuoco. Rompi le uova, una alla volta, in una tazzina e quindi falle scivolare delicatamente nell'acqua che sta sobbollendo. Fai cuocere le uova in camicia per non più di 3-4 minuti. • Suddividi l'insalata nei piatti di portata individuali. Togli le uova in camicia poco cotte dall'acqua con una schiumarola e appoggiale sopra a ciascun piatto.		

Informazioni nutrizionali

Calorie	243	192	156
Grassi	16 g	14 g	11 g
Carboidrati	6 g	4 g	4 g
Proteine	20 g	13 g	10 g

Tempo di preparazione: 15 minuti - Porzioni: 4

Cetrioli alla greca

	Tipo proteico	Tipo misto	Tipo carbo
Ingredienti	• 3 g di sale marino • 1 g di semi di sedano • 2 spicchi d'aglio tritati • Ciuffi di prezzemolo o aneto per guarnire • 5 ml di aceto di vino rosso		
	• 180 g di cimette di cavolfiore • 60 ml di panna acida • 60 ml di yogurt greco	• 2 cetrioli medi • 60 ml di panna acida • 120 ml di yogurt greco	• 3 cetrioli medi • 180 ml di yogurt greco magro
Preparazione	• Sbuccia i cetrioli, privali dei semi e tagliali a rondelle in una terrina di portata. • Aggiungi sale, semi di sedano, panna acida, yogurt, aceto e aglio tritato. Mescola bene. • Guarnisci cospargendo con prezzemolo o foglie di aneto e servi immediatamente.		

Informazioni nutrizionali

Calorie	164	143	68
Grassi	6 g	5 g	1 g
Carboidrati	23 g	16 g	10 g
Proteine	9 g	6 g	4 g
Tempo di preparazione: 10 minuti - Porzioni: 2			

Insalata di verdure miste grigliate

	Tipo proteico	Tipo misto	Tipo carbo
Ingredienti	• 220 g di melanzane tagliate a fette alte circa 1 cm • 110 g di zucchine tagliate a fette alte circa 1 cm • 110 g di zucca gialla lunga tagliata in quarti • 1 peperone rosso medio, privato dei semi e tagliato in quarti • 1 cipolla rossa piccola pulita e tagliata ad anelli • 110 g di pomodori perini tagliati a metà • 4 spicchi d'aglio interi		
	• 60 ml di olio extravergine di oliva • 110 g di olive nere in scatola scolate • 8 funghi champignon medi tagliati a metà	• 60 ml di olio extravergine di oliva • 110 g di olive nere in scatola scolate • 4 funghi champignon medi	• 30 ml di olio di oliva • 2 olive nere per guarnire • 4 funghi champignon medi
Preparazione	• Ungi melanzane, zucchine, zucca gialla, peperoni, anelli di cipolla, pomodori e funghi con olio di oliva. • Griglia le verdure sul fornello a gas oppure usando la griglia del forno per 3-5 minuti da ciascun lato, fino a quando saranno trasparenti e leggermente carbonizzate. • Falle raffreddare leggermente e tagliale a pezzettoni, che sistemerai in un piatto di portata o in una terrina grande. • Taglia l'aglio e le olive nel senso della lunghezza e quindi a pezzettini minuti. Mescola con le foglie di origano e cospargi il tutto sull'insalata già sistemata nel piatto di portata. • Servi tiepido o a temperatura ambiente.		

Informazioni nutrizionali

Calorie	295	256	204
Grassi	22 g	17 g	11 g
Carboidrati	24 g	24 g	26 g
Proteine	7 g	7 g	7 g

Tempo di preparazione: 20 minuti - Porzioni: 4

Minestre e zuppe

Zuppa di verdure tailandese

	Tipo proteico	Tipo misto	Tipo carbo
Ingredienti	• 1 litro di brodo organico vegetale • 5 g di radice di zenzero tritata • 30 ml di succo di lime appena spremuto • 1,5 g di sale grigio integrale • 8 g di foglie di coriandolo tritate		
	• 30 ml di olio extravergine di oliva • ½ cipolla tritata finemente • 300 g di funghi shiitake affettati, privati dello stelo • 240 ml di latte di cocco • ½ broccolo pulito e tagliato in cimette • ½ cavolfiore pulito e tagliato in cimette	• 30 ml di olio extravergine di oliva • 1 cipolla tritata finemente • 200 g di funghi shiitake affettati, privati dello stelo • 240 ml di latte di cocco • 1 broccolo pulito e tagliato in cimette	• 15 ml di olio extravergine di oliva • 1 cipolla tritata finemente • 100 g di funghi shiitake affettati, privati dello stelo • 120 ml di latte di cocco • 1 broccolo pulito e tagliato in cimette
Preparazione	• Scalda l'olio in una padella grande su fuoco medio. • Aggiungi la cipolla, mescolando spesso finché si è ben ammorbidita, per circa 10 minuti. • Unisci i funghi e fai saltare per 5 minuti. • Aggiungi il brodo e il latte di cocco, quindi porta a ebollizione. • Abbassa il fuoco, aggiungi i broccoli e lo zenzero e cuoci per 3-5 minuti, fino a che i broccoli sono di colore verde brillante. • Aggiungi il succo di lime e sale. • Versa la zuppa nelle scodelle individuali, guarnendo con coriandolo fresco.		

Informazioni nutrizionali

Calorie	110	109	107
Grassi	2 g	1,8 g	1,3 g
Carboidrati	23 g	21 g	18 g
Proteine	4 g	3,8 g	3,1 g
Tempo di preparazione: 25 minuti - Porzioni: 4			

Zuppa cremosa di crauti e salsiccia

	Tipo proteico	Tipo misto	Tipo carbo
Ingredienti	• 140 g di crauti, sciacquati e scolati • 80 ml di vino bianco secco • 600 ml di brodo di pollo biologico • 60 ml di panna intera • 10 ml di senape di Digione		
	• 220 g di agnello o di salsiccia di maiale affettati • 60 g di burro • 35 g di cipolla bianca tritata	• 220 g di salsiccia di maiale affettata • 30 g di burro • 70 g di cipolla bianca tritata	• 220 g di salsiccia di pollo affettata • 15 g di burro • 70 g di cipolla bianca tritata
Preparazione	• In una pentola alta su fuoco medio, fai fondere 15 g di burro biologico e cuoci la salsiccia fino a quando sarà dorata. Togli la salsiccia dalla pentola e mettila da parte. • Aggiungi il resto del burro biologico e la cipolla; cuoci fino a quando si è ammorbidita. • Aggiungi i crauti e il vino e porta a ebollizione vivace per cinque minuti. • Abbassa leggermente il fuoco e aggiungi il brodo. Fai bollire piano scoperto per 10 minuti. • Togli dal fuoco e unisci la panna intera e la senape, mescolando. Frulla la zuppa in piccoli quantitativi nel frullatore, fino a ottenere un composto omogeneo. • Rimetti la zuppa nella pentola e aggiungi la salsiccia. • Condisci con sale e pepe.		

Informazioni nutrizionali

Calorie	472	473	462
Grassi	30 g	30,5 g	26 g
Carboidrati	16 g	16,2 g	15,1 g
Proteine	19 g	19 g	18,7 g
Tempo di preparazione: 15 minuti - Porzioni: 4			

Zuppa di miso con uova in camicia

	Tipo proteico	Tipo misto	Tipo carbo
Ingredienti	• 4 uova grandi • 70 g di maiale magro tritato • 50-70 g di pasta di miso • 35 g di cipollotto finemente tritato		
	• 75 g di funghi affettati • 750 ml di brodo dashi con funghi hoshi shiitake	• 35 g di funghi affettati • 750 ml di brodo dashi con funghi hoshi shiitake	• ½ pastinaca affettata • 750 ml di brodo dashi con funghi hoshi shiitake
Preparazione	• Metti il brodo dashi in una pentola e porta a ebollizione. • Fai saltare il maiale magro macinato e aggiungilo alla zuppa. Fai sobbollire per qualche minuto. • Togli un po' di brodo della zuppa dalla pentola e sciogatici dentro il miso. Rimetti gradualmente la miscela di miso nella zuppa. Mescola la zuppa delicatamente. • Spegni il fuoco e aggiungi il cipollotto tritato e un uovo in camicia.		

Informazioni nutrizionali

Calorie	235	228	221
Grassi	6 g	5,4 g	5 g
Carboidrati	8 g	7,5 g	7,2 g
Proteine	9 g	8,7 g	9,2 g
Tempo di preparazione: 15 minuti - Porzioni: 4			

Zuppa di zampe di pollo e castagne

	Tipo proteico	Tipo misto	Tipo carbo
Ingredienti	• 10 paia di zampe di pollo biologiche (taglia ed elimina gli artigli) • 1 carcassa intera di pollo biologico • 100 g di castagne • 8 datteri rossi snocciolati • 5 spicchi d'aglio • Sale marino a piacere		
	• 8 funghi freschi ammollati	• 5 funghi freschi ammollati	• ½ pastinaca affettata
Preparazione	• Prepara le zampe di pollo biologiche, togliendo la pelle gialla esterna, se presente. Taglia ed elimina le punte delle zampe (artigli). • In una pentola d'acqua bollente, sbollenta le zampe e le ossa di pollo biologiche per circa 5 minuti. Risciacqua e scola. • In una pentola da minestra, metti le zampe e la carcassa di pollo sbollentati, le castagne, i datteri rossi, l'aglio e acqua. Porta a ebollizione, quindi abbassa il fuoco e fai bollire a fuoco lento (con il coperchio leggermente aperto) per circa 2 ore. • Condisci con sale a piacere.		

Informazioni nutrizionali

Calorie	98	95	95
Grassi	5 g	4,8 g	4,8 g
Carboidrati	9 g	8,7 g	8,7 g
Proteine	3 g	2,7 g	2,7 g

Tempo di preparazione: 30 minuti - Porzioni: 4

Minestra di pollo con latte di cocco

	Tipo proteico	Tipo misto	Tipo carbo
Ingredienti	• 750 ml di brodo di pollo biologico • Succo di 1 limone o di 2 lime • 10 g di zenzero fresco, sbucciato e grattugiato o tritato • Un gambo di citronella da 8 cm (facoltativo) • 0,5-2 g di pasta al curry tailandese o una spruzzata di salsa piccante o 3g di peperoncino rosso in fiocchi • 4 foglie di basilico fresco a pezzetti oppure 1,5 g di basilico secco		
	• 1 confezione di latte di cocco • 2 carote affettate finemente • 1 cavolfiore tagliato a cimette • 320 g di cosce di pollo da allevamento all'aperto, cotte o crude, tagliate a dadini o a striscioline	• 1 confezione di latte di cocco • 2 carote affettate finemente • 1 cavolfiore tagliato a cimette • 320 g di cosce e petto di pollo da allevamento all'aperto, cotti o crudi, tagliati a dadini o a striscioline	• ½ confezione di latte di cocco • 4 ravanelli affettati finemente • 1 broccolo tagliato a cimette • 320 g di petto di pollo da allevamento all'aperto, cotto o crudo, tagliato a dadini o a striscioline
Preparazione	• Metti latte di cocco, brodo di pollo, succo di limone o lime, zenzero, citronella (facoltativa), carote o ravanelli e pasta di curry o altro condimento piccante in una casseruola da 2-4 litri e porta a ebollizione su fuoco medio alto. • Quando le carote o i ravanelli sono a metà cottura, aggiungi le cimette di cavolfiore o di broccoli e abbassa il fuoco sul livello moderato, fino a che le verdure sono quasi completamente cotte, per circa 5-8 minuti. • Aggiungi la carne di pollo e fai bollire a fuoco lento per qualche altro minuto. • Unisci le foglie di basilico a pezzetti e condisci con sale e salsa piccante a piacere. • Togli la citronella e servi in una scodella. • Guarnisci con foglioline di basilico fresco.		

Informazioni nutrizionali

Calorie	348	346	332
Grassi	20,7 g	19,4 g	18,1 g
Carboidrati	9,9 g	9,2 g	8,4 g
Proteine	25,3 g	24,87 g	22,1 g
Tempo di preparazione: 15 minuti - Porzioni: 4			

Minestra stracciatella con il pollo

	Tipo proteico	Tipo misto	Tipo carbo
Ingredienti	• 1 litro di brodo di pollo biologico • 3 cipollotti medi affettati • Sale marino a piacere		
	• 220 g di cosce di pollo biologico tagliate a strisce sottili • 3 uova medie sbattute • 120 g di cavolfiore a pezzetti • 30 g di burro fuso	• 220 g di carne di pollo biologico tagliata a strisce sottili • 3 uova medie sbattute • 60 g di cavolfiore a pezzetti • 100 g di cavolo cappuccio tagliato • 15 g di burro fuso	• 220 g di petto di pollo biologico tagliato a strisce sottili • 2 uova medie sbattute • 120 g di cavolfiore a pezzetti • 5 g di burro fuso
Preparazione	• Fai saltare il pollo a striscioline nel burro biologico per circa 3 minuti fino a quando è dorato, quindi mettilo da parte. • Porta a ebollizione il brodo di pollo. Unisci il pollo e le verdure crude. Fai bollire per cinque minuti. • Versa le uova nel brodo a filo, in modo continuo, quindi mescola lentamente il brodo fino a che l'uovo è cotto. • Togli dal fuoco e guarnisci con il cipollotto.		

Informazioni nutrizionali

Calorie	346,3	340	326
Grassi	13,9 g	12,7 g	11,7 g
Carboidrati	39,7 g	37,8 g	35,6 g
Proteine	19,7 g	19 g	18 g
Tempo di preparazione: 15 minuti - Porzioni: 4			

Zuppa di pesce al latte di cocco e curry

	Tipo proteico	Tipo misto	Tipo carbo
Ingredienti	• 3 g di curry in polvere • Sale marino a piacere		
	• 450 g di gamberi crudi puliti • 600 g di spinaci tritati • 15 g di burro biologico • 850 ml di latte di cocco	• 220 g di gamberi crudi puliti • 220 g di pesce bianco leggero • 450 g di spinaci tritati • 15 g di burro biologico • 850 ml di latte di cocco	• 220 g di pesce bianco leggero • 300 g di spinaci tritati • 300 g di zucchine tagliate in quarti • 5 g di burro biologico • 360 ml di latte di cocco
Preparazione	• In un frullatore, frulla una crema di latte di cocco e spinaci, fino a ottenere un composto omogeneo. • In una casseruola con il bordo alto, fai saltare i gamberi/il pesce nel burro biologico fuso per 2 minuti. • Cospargi con il curry in polvere. • Unisci il latte di cocco con gli spinaci. • Porta a ebollizione, aggiungi sale a piacere prima di servire.		

Informazioni nutrizionali

Calorie	529	517	375
Grassi	36 g	36 g	25 g
Carboidrati	10 g	9,7 g	9,4 g
Proteine	46 g	44 g	41 g
Tempo di preparazione: 15 minuti - Porzioni: 3			

Zuppa di pesce al pomodoro

	Tipo proteico	Tipo misto	Tipo carbo
Ingredienti	• 1 cipolla bianca o gialla tritata • 1 finocchio affettato sottile • 4 spicchi d'aglio finemente tritati • 240 ml di vino bianco secco • 400 g di pomodori freschi o di pelati in scatola tagliati a pezzetti • 600 ml di brodo di pollo o di pesce • Sale marino e pepe a piacere • Basilico o prezzemolo per guarnire		
	• 450 g di cozze ben pulite • 220 g di vongole ben pulite • 220 g di capesante • 450 g di salmone	• 450 g di cozze ben pulite • 220 g di vongole ben pulite • 220 g di capesante • 450 g di pesce azzurro (come merluzzo o halibut)	• 110 g di vongole ben pulite • 110 g di capesante • 900 g di pesce azzurro (come merluzzo o halibut)
Preparazione	• Fai saltare cipolla e finocchio nel burro biologico fuso o in olio di oliva fino a che si sono ammorbiditi, per circa cinque minuti. • Unisci l'aglio, quindi il vino e porta a ebollizione. • Aggiungi i pomodori e il brodo. Fai bollire per 10 minuti, mescolando di tanto in tanto. • Unisci il pesce e i molluschi e mescola, in modo che siano coperti dal liquido. • Copri la pentola e fai cuocere finché le cozze e le vongole si aprono, per circa 5 minuti. • Aggiungi sale e pepe a piacere. Guarnisci con prezzemolo tritato o basilico e servi in tavola.		

Informazioni nutrizionali

Calorie	259	254	248
Grassi	5,3 g	4,9 g	4,2 g
Carboidrati	11,2 g	10,96 g	10,6 g
Proteine	35,5 g	35,2 g	35 g

Tempo di preparazione: 30 minuti - Porzioni: 4

Zuppa di pollo messicana

	Tipo proteico	Tipo misto	Tipo carbo
Ingredienti	• 450 g di patate dolci a dadini • 30 ml di olio • 2 spicchi d'aglio finemente tritati • 2 g di cumino macinato • 500 ml di brodo di pollo • 8 g di coriandolo grossolanamente tritato • Sale marino e pepe		
	• ½ cipolla tritata • 130 g di pomodori tagliati • 2 cosce di pollo sbollentate e tagliate a dadini • 1 avocado affettato	• 1 cipolla tritata • 130 g di pomodori tagliati • 2 cosce e petti di pollo sbollentati e tagliati a dadini • ½ avocado affettato	• 1 cipolla tritata • 300 g di pomodori tagliati • 2 petti di pollo sbollentati e tagliati a dadini • ½ avocado affettato
Preparazione	• Fai bollire le patate dolci in acqua, in una pentola grande, per 10 minuti o finché si sono ammorbidite. Scolale bene. • Metti aglio e cipolla in una casseruola grande su fuoco medio e soffriggili per 5 minuti circa, finché la cipolla si è ammorbidita. • Aggiungi la curcuma e cuoci per altri 2 minuti prima di unire il brodo, i pomodori, il coriandolo e le patate dolci. Fai bollire dolcemente per 10-15 minuti o finché le patate sono morbide. • Togli dal fuoco, fai raffreddare leggermente, quindi frulla la zuppa, aggiungendo del liquido (brodo o acqua) se necessario. Rimetti il composto ottenuto nella casseruola. • Aggiungi il petto di pollo cotto alla zuppa e scalda per 2 minuti o finché anche il pollo è ben caldo. Aggiungi sale e pepe a piacere. • Servi con l'avocado a fette.		

Informazioni nutrizionali

Calorie	339	331	325
Grassi	14 g	13,5 g	12,6 g
Carboidrati	29 g	27,43 g	27 g
Proteine	25 g	23,8 g	22,1 g
Tempo di preparazione: 20 minuti - Porzioni: 4-6			

Minestra di maiale al pomodoro

	Tipo proteico	Tipo misto	Tipo carbo
Ingredienti	<ul><li>15 ml di olio</li><li>5 g di origano tritato finemente</li><li>2 g di paprika macinata</li><li>360 ml di brodo vegetale</li><li>Sale marino e pepe</li></ul>		
	<ul><li>5 fette di bacon tagliate a dadini piccoli</li><li>1 cipolla tritata finemente</li><li>200 g di pomodori a dadini</li></ul>	<ul><li>2 fette di bacon tagliate a dadini piccoli</li><li>3 fette di prosciutto tagliate a dadini piccoli</li><li>1 cipolla tritata finemente</li><li>300 g di pomodori a dadini</li></ul>	<ul><li>5 fette di prosciutto tagliate a dadini piccoli</li><li>2 cipolle tritate finemente</li><li>300 g di pomodori a dadini</li></ul>
Preparazione	<ul><li>In una casseruola grande su fuoco medio, fai soffriggere la cipolla e il bacon nell'olio per 5 minuti o finché il bacon è ben dorato.</li><li>Unisci origano e paprika e cuoci per 2 minuti prima di aggiungere i pomodori a dadini e il brodo. Fai bollire coperto a fuoco lento per altri 10-15 minuti.</li><li>Aggiungi sale e pepe a piacere prima di servire.</li></ul>		

Informazioni nutrizionali

	Tipo proteico	Tipo misto	Tipo carbo
Calorie	240	242,7	243
Grassi	10 g	10 g	10 g
Carboidrati	33 g	34 g	34,2 g
Proteine	4 g	4 g	4 g

Tempo di preparazione: 15 minuti - Porzioni: 2-4

Minestrone con polpette di carne

	Tipo proteico	Tipo misto	Tipo carbo
Ingredienti	• 15 ml di olio • 3 spicchi d'aglio finemente tritati • ¼ di cavolo cappuccio finemente tritato • 2 carote medie a pezzetti • 3 zucchine piccole a pezzetti • 500 ml di brodo di pollo o vegetale • 5 g di salvia finemente tritata • 5 g di basilico finemente tritato • 1,5 g di peperoncino piccante in polvere • 1 pizzico di pepe (ogni 15 polpette) • 500 g di carne macinata (manzo o agnello) • 1 cipolla rossa piccola a pezzetti piccoli • 20 g di origano macinato • 1 uovo		
	• 1 cipolla tritata • 3 gambi di sedano tritati • 400 g di pomodori freschi o di pelati in scatola a dadini • 200 g di funghi tagliati a pezzetti	• 1 cipolla tritata • 3 gambi di sedano tritati • 400 g di pomodori freschi o di pelati in scatola a dadini • 200 g di funghi tagliati a pezzetti	• 2 cipolla tritata • 1 gambo e ½ di sedano tritato • 800 g di pomodori freschi o di pelati in scatola a dadini • 100 g di funghi tagliati a pezzetti
Preparazione	• In una padella grande su fuoco medio, soffriggi aglio e cipolla finché sono ben dorati. • Unisci cavolo, carote, zucchine, sedano, pomodori, brodo, basilico, salvia, peperoncino in polvere e pepe. Copri la padella e fai bollire a fuoco lento per 30 minuti. • Unisci funghi e polpette e fai bollire dolcemente per altri 10 minuti. • Lascia raffreddare per 5-10 minuti prima di servire.		

Informazioni nutrizionali

Calorie	370	368	363
Grassi	15 g	15 g	15 g
Carboidrati	38 g	37,2 g	35 g
Proteine	20 g	20 g	18,6 g

Tempo di preparazione: 25 minuti - Porzioni: 6-8

Zuppa greca con uova al limone

	Tipo proteico	Tipo misto	Tipo carbo
Ingredienti	• 1 litro di brodo di pollo biologico • 5 g di cipolla in polvere • 3 g di sale o sale grigio integrale • 180 ml di succo di limone fresco • 1,5 g di foglie di origano essiccate • 8 g di prezzemolo fresco tritato finemente		
	• 30 g di burro • 4 uova grandi	• 15 g di burro • 3 uova grandi	• 15 g di burro • 3 uova grandi
Preparazione	• In una casseruola grande, scalda il brodo di pollo e il burro su fuoco medio. • Unisci la cipolla in polvere, il sale, il succo di limone e l'origano. Mescola bene. • Rompi le uova in una scodella. Sbatti l'uovo con la frusta, senza far montare la schiuma. • Mentre la zuppa sta sobbollendo, preleva circa 150 ml di brodo caldo e mischialo con le uova per riscaldarle. • Versa delicatamente la miscela di uova e brodo nella casseruola, con un flusso costante. Non far bollire. Togli dal fuoco, versa nelle scodelle individuali e cospargi con prezzemolo tritato.		

Informazioni nutrizionali

Calorie	177	134	134
Grassi	11 g	7 g	7 g
Carboidrati	8 g	8 g	8 g
Proteine	12 g	12 g	12 g

Tempo di preparazione: 10 minuti - Porzioni: 4

Crema di funghi

	Tipo proteico	Tipo misto	Tipo carbo
Ingredienti	• 30 g di burro crudo o biologico • 2 spicchi d'aglio tritati • 3 cipollotti affettati • 3 g di timo secco • 30 ml di salsa di soia tamari • 15 g di radice di maranta • 1,5 l di acqua pulita filtrata		
	• 1,4 kg di funghi champignon tagliati • 180 ml di panna cruda o biologica parzialmente scremata o latte di cocco light	• 700 g di funghi champignon tagliati • 120 ml di panna cruda o biologica parzialmente scremata o latte di cocco light	• 700 g di funghi champignon tagliati • 120 ml di latte di cocco light
Preparazione	• In una padella grande, scalda il burro su fuoco medio-alto. Unisci aglio e cipolla. Cuoci per 1 minuto. • Aggiungi i funghi, il timo e le foglie di maggiorana, cuoci per 5 minuti, fino a che i funghi sono morbidi. Aggiungi la salsa tamari, fai saltare per qualche altro secondo. • Sciogli la radice di maranta in 240 ml d'acqua. Uniscila all'acqua restante e porta di nuovo a ebollizione la zuppa. Continua a cuocere, mescolando frequentemente, per 5-6 minuti, fino a quando la zuppa diventa densa. • Togli dal fuoco. Aggiungi metà panna e metà latte oppure latte di cocco. Versa la zuppa nel frullatore e mescola ad alta velocità fino a ottenere una consistenza cremosa e omogenea. Servi in tavola.		

Informazioni nutrizionali

Calorie	182	156	128
Grassi	11 g	10 g	9 g
Carboidrati	15 g	13 g	11 g
Proteine	10 g	8 g	5 g

Tempo di preparazione: 15 minuti - Porzioni: 4

Zuppa di carciofi e asparagi

	Tipo proteico	Tipo misto	Tipo carbo
Ingredienti	• Cuori di carciofo in scatola, 450 g • 1 scalogno medio o 2 cipollotti piccoli, tritati • 1 mazzo di asparagi, tagliati • 140 g di castagne d'acqua affettate • 2,5 g di mix di erbe aromatiche in polvere per insalata • 2 g di foglie di dragoncello essiccato o 5 g fresco • 750 ml di acqua pulita filtrata o di brodo vegetale • 10 rametti di crescione fresco spezzati		
	• 120 g di burro crudo di noci di macadamia o di anacardi	• 60 g di burro crudo di noci di macadamia o di anacardi	• 60 g di burro crudo di noci di macadamia o di anacardi
Preparazione	• Versa il liquido dei cuori di carciofo nella casseruola. Taglia grossolanamente i carciofi e mettili da parte. • In una casseruola, unisci il burro, lo scalogno o la cipolla tritati e gli asparagi tagliati. Fai bollire dolcemente per 4-5 minuti, fino a che gli asparagi risultano teneri pungendoli con la forchetta. • Aggiungi i carciofi e le castagne d'acqua, il condimento vegetale e le foglie di dragoncello. Riscalda bene il tutto. • Aggiungi circa 500 ml di acqua o brodo alle verdure. Nel frattempo, unisci il resto dell'acqua al burro di noci, finché si ammorbidisce, quindi uniscilo delicatamente alla zuppa, mescolando. Mescola frequentemente la zuppa, scaldandola su fuoco medio basso, fino a quando è ben calda. Non far bollire. • Assaggia per verificare il grado di sale. Servila com'è oppure passandola nel frullatore. Versa nei piatti individuali, guarnendo con qualche foglia di crescione.		

Informazioni nutrizionali

Calorie	217	198	149
Grassi	12 g	9 g	3 g
Carboidrati	27 g	27 g	28 g
Proteine	6 g	6 g	5 g

Tempo di preparazione: 10 minuti - Porzioni: 4

Zuppa di verdure semplice

	Tipo proteico	Tipo misto	Tipo carbo
Ingredienti	<ul><li>30 g di burro crudo o biologico</li><li>2 spicchi d'aglio medi schiacciati</li><li>70 g di cipolla rossa tritata</li><li>1,5 g di timo secco</li><li>1,5 g di foglie di maggiorata essiccate</li><li>3 g di sale marino</li><li>2,5 g di pepe nero</li><li>1 litro di brodo vegetale, di pollo o acqua</li><li>15 ml di salsa di soia tamari</li><li>350 ml di vino bianco (facoltativo)</li><li>280 g di taccole</li><li>15 g di prezzemolo tritato</li></ul>		
	<ul><li>500 g di sedano</li><li>450 g di funghi tagliati a pezzi</li><li>450 g di filetto, lombata di manzo o cosce di pollo a pezzetti (da aggiungere dopo averli saltati con l'aglio)</li></ul>	<ul><li>450 di funghi, zucchine a pezzetti e broccoli o di peperoni verdi o rossi a pezzi</li><li>220 g di filetto, lombata di manzo o cosce di pollo a pezzetti (da aggiungere dopo averli saltati con l'aglio)</li></ul>	<ul><li>1 grossa carota a cubetti</li><li>450 di zucchine a pezzetti e broccoli o di peperoni verdi o rossi a pezzi</li></ul>
Preparazione	<ul><li>Scalda una padella grande a fondo spesso su fuoco medio. Aggiungi il burro. Quando il burro è caldo, unisci l'aglio e le cipolle tritate. Fai saltare, mescolando di tanto in tanto finché la cipolla diventa trasparente, per 3-5 minuti.</li><li>Unisci sedano, carote, funghi, erbe aromatiche, sale e pepe. Copri e continua a cuocere, mescolando ogni tanto fino a che le verdure saranno tenere, per 7-8 minuti.</li><li>Aggiungi brodo o acqua e vino, copri e fai bollire a fuoco lento per 10-20 minuti; se c'è abbastanza tempo, lascia riposare.</li><li>Unisci la salsa tamari, il vino, le taccole e il prezzemolo. Fai bollire a fuoco lento per qualche altro minuto.</li></ul>		

Informazioni nutrizionali

Calorie	354	350	249
Grassi	12 g	12 g	9 g
Carboidrati	30 g	30 g	27 g
Proteine	18 g	18 g	15 g

Tempo di preparazione: 25 minuti - Porzioni: 4

Minestra di broccoli frullata

	Tipo proteico	Tipo misto	Tipo carbo
Ingredienti	• 2 cipollotti medi tritati grossolanamente • 2 spicchi d'aglio tritati • 1,5 g di basilico secco • 1 litro di brodo di pollo o vegetale • 5 g di sale o alghe kelp • 2 spruzzate di salsa di peperoncino piccante		
	• 600 g di spinaci tritati • ½ broccolo • 15 ml di olio di cocco • 480 ml di latte di cocco	• 300 g di spinaci, cavolo riccio, rapini, verza, bietole o altre verdure a foglia scure • 15 ml di olio di cocco • 480 ml di latte di cocco	• 450 g di spinaci, cavolo riccio, rapini, verza, bietole o altre verdure a foglia scure • 10 ml di olio di cocco • 240 ml di latte di cocco
Preparazione	• In una casseruola grande, fondi l'olio di cocco e fai saltare i cipollotti e l'aglio per 1-2 minuti, fino a quando diventano trasparenti. • Unisci i broccoli tritati e mescola. Cuoci su fuoco medio, mescolando finché i broccoli diventano di un verde accesso. • Unisci il basilico e le altre verdure tritate. Copri e fai cuocere per altri 3-4 minuti. • Metti le verdure nel frullatore o nel robot da cucina. Se usi il frullatore, dividi le verdure a metà e frullale separatamente. Aggiungi un po' di liquido e frulla fino a quando le verdure cominciano ad ammorbidirsi. • Aggiungi il resto del liquido, sale e salsa di peperoncino piccante. Frulla fino a ottenere un composto omogeneo. Assaggia. Riscalda dolcemente, se necessario, prima di servire (in generale, non lo è).		

Informazioni nutrizionali

Calorie	382	335	298
Grassi	31 g	28 g	18 g
Carboidrati	20 g	17 g	26 g
Proteine	12 g	11 g	13 g

Tempo di preparazione: 15 minuti - Porzioni: 4

Zuppa di avocado cremosa

	Tipo proteico	Tipo misto	Tipo carbo
Ingredienti	• 1 spicchio d'aglio • 500 ml di acqua pulita filtrata • 120 ml di succo di limone appena spremuto • 5 g di mix di erbe aromatiche o di alghe kelp • 15 g di prezzemolo fresco tritato		
	• 4 avocado medi maturi sbucciati e privati del nocciolo • Mescola 80 g di salsa tahina con 120 ml di acqua fino a ottenere una consistenza omogenea	• 2 avocado medi maturi sbucciati e privati del nocciolo • 360 g di asparagi freschi cotti al vapore	• 1 grossa carota a cubetti • 450 di zucchine a pezzetti e broccoli o di peperoni verdi o rossi a pezzi
Preparazione	• Con un frullatore o un robot da cucina, frulla gli avocado, l'aglio, acqua e succo di limone, fino a ottenere un composto omogeneo. • Aggiungi il condimento vegetale e il prezzemolo. Frulla per 1 minuto. Servi come insalata rinfrescante, minestra cruda o salsa.		

Informazioni nutrizionali

Calorie	379	299	150
Grassi	32 g	27 g	11 g
Carboidrati	22 g	18 g	13 g
Proteine	7 g	4 g	4 g

Tempo di preparazione: 5 minuti - Porzioni: 4

Zuppa di cipolla alla francese veloce

	Tipo proteico	Tipo misto	Tipo carbo
Ingredienti	• 30 g di olio di cocco, burro crudo o biologico • 2 spicchi d'aglio tritati • 4,5 g di timo secco • 3 g di foglie di maggiorata essiccate • 60 ml di salsa di soia tamari senza glutine • 15 g di parmigiano grattugiato • 20 g di semi di girasole		
	• 2 litri di brodo di pollo • 2 cipolle medie sbucciate e tagliate ad anelli • 450 g di funghi champignon puliti e affettati	• 2 litri di acqua pulita e filtrata, brodo vegetale o di pollo biologico • 450 g di funghi champignon puliti e affettati • 3 cipolle medie sbucciate e tagliate	• 2 litri di brodo vegetale • 3 cipolle medie sbucciate e tagliate
Preparazione	• In una padella grande su fuoco medio, scalda l'olio. Unisci aglio e cipolla e fai soffriggere per qualche minuto, finché diventano trasparenti. Unisci i funghi e cuoci, mescolando frequentemente, fino a che sono morbidi, per circa altri 2-3 minuti. Se desideri un sapore più deciso e se ne hai il tempo, fai saltare le cipolle fino a caramellarle. • Unisci il timo e le foglie di maggiorana, 15 ml di salsa tamari senza glutine. Fai saltare per qualche altro secondo per liberare gli aromi. • Aggiungi l'acqua e porta la zuppa a ebollizione. Abbassa il fuoco e fai bollire a fuoco lento per altri 5 minuti. Aggiungi il resto della salsa tamari e servi in tavola. • Servi con parmigiano e semi di girasole (o semi misti tostati).		

Informazioni nutrizionali

Calorie	348	314	235
Grassi	16 g	13 g	7 g
Carboidrati	30 g	33 g	35 g
Proteine	21 g	19 g	9 g
Tempo di preparazione: 15 minuti - Porzioni: 4			

Gazpacho

	Tipo proteico	Tipo misto	Tipo carbo
Ingredienti	• 6 pomodori medi • 2 grossi cetrioli tritati • 1 cipolla rossa piccola • 1 zucchina media tritata • 3 spicchi d'aglio medi schiacciati • 1 peperone verde medio • 45 g di erbe aromatiche fresche tritate: prezzemolo, basilico, erba cipollina • 30 ml di succo di limone o 15 ml di aceto di vino rosso • 2-3 g di mix di erbe aromatiche in polvere per insalata o sale marino • 1 g di peperoncino di cayenna o 1 peperoncino jalapeño privato dei semi • 2 g di semi di cumino macinati • 480 ml di brodo vegetale o succo di pomodoro		
	Non idoneo per i tipi proteici	• 30 ml di olio extravergine di oliva	• 15 ml di olio extravergine di oliva
Preparazione	• In un robot da cucina, unisci pomodori, cetrioli, cipolle, zucchine, aglio e peperone verde, frullando ad alta velocità fino a ottenere un composto grossolano. • Aggiungi le erbe aromatiche, il succo di limone, l'olio, il sale, il peperoncino di cayenna o il jalapeño e il cumino. Dai ancora qualche colpo di frullatore e unisci quindi il brodo o il succo di pomodoro. • Trasferisci in una terrina o in un contenitore di vetro grande. Fai raffreddare in frigo per almeno un'ora prima di servire.		
Informazioni nutrizionali			
Calorie	NA	197	167
Grassi	NA	10 g	6 g
Carboidrati	NA	25 g	25 g
Proteine	NA	7 g	7 g
Tempo di preparazione: 10 minuti - Porzioni: 4			

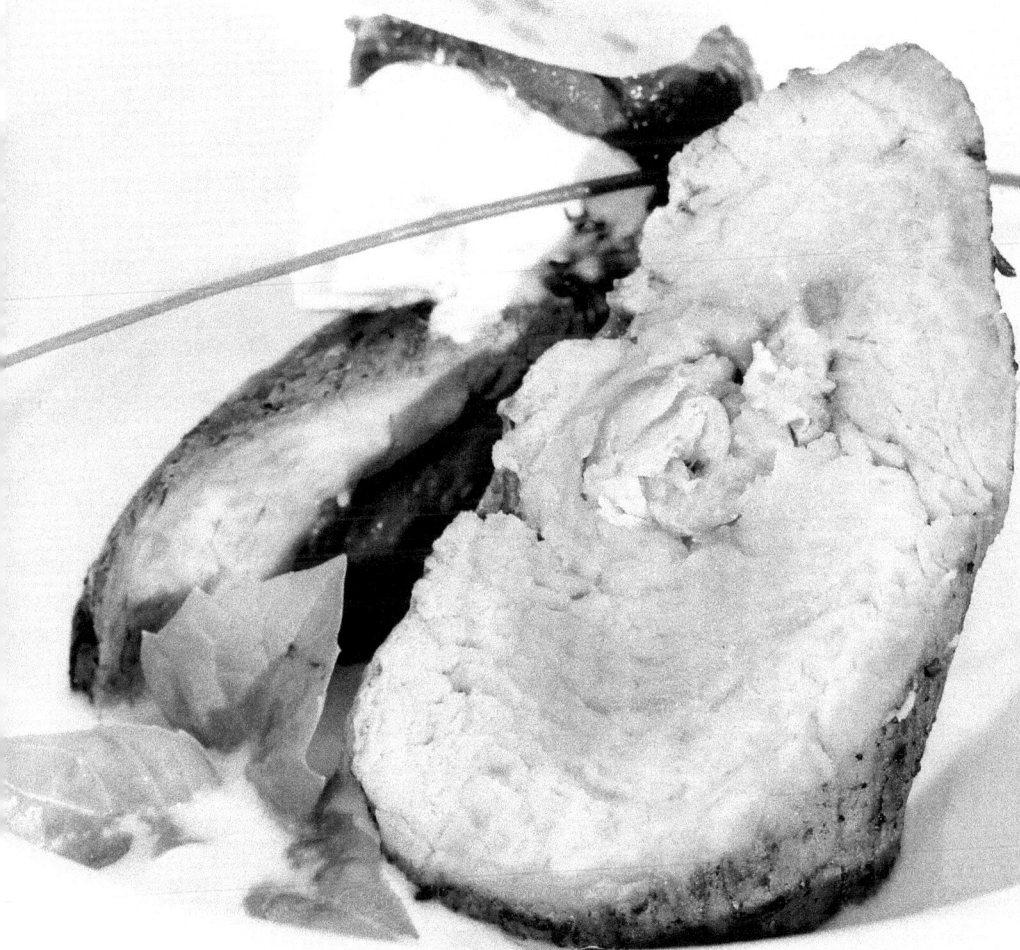

Carni

Stufato di manzo in casseruola

	Tipo proteico	Tipo misto	Tipo carbo
Ingredienti	• 360 ml di brodo di manzo naturale • 5 g di sale marino • Un pizzico di pepe nero macinato • 5 g di origano fresco tritato • 15 ml di salsa di soia • 5 ml di aceto di vino		
	• 680 g di macinato di manzo biologico o di bisonte • 10 g di prezzemolo finemente tritato • 1 cipolla pulita e tritata	• 450 g di macinato di manzo biologico • 10 g di prezzemolo finemente tritato • 2 cipolle pulite e tritate	• 220 g di macinato di manzo biologico • 15 g di prezzemolo tritato finemente • 2 cipolle pulite e tritate • 4 carote
Preparazione	• Cuoci la carne e la cipolla in un po' di brodo su fuoco medio fino a quando è rosolata, quindi mettila da parte. • Unisci tutti gli altri ingredienti. • Fai bollire a fuoco lento per un'ora e aggiungi la carne.		

Informazioni nutrizionali

	Tipo proteico	Tipo misto	Tipo carbo
Calorie	158	152	140
Grassi	3,2 g	3,1 g	3 g
Carboidrati	1,5 g	1,5 g	1,3 g
Proteine	24 g	24 g	22,4 g

Tempo di preparazione: 15 minuti - Porzioni: 4

Hamburger di manzo per colazione

	Tipo proteico	Tipo misto	Tipo carbo
Ingredienti	• ¼ di cipolla tritata finemente • 1,5-3 g di sale marino • 2,5 g di pepe nero o di peperoncino di cayenna • 0,5 g di cannella • 0,5 g di pepe giamaicano • 5 g di rosmarino finemente tritato		
	• 650 g di macinato di manzo biologico • 5 g di prezzemolo finemente tritato	• 450 g di macinato di manzo biologico • 10 g di prezzemolo finemente tritato	• 450 g di macinato di manzo biologico (magro) • 10 g di prezzemolo finemente tritato
Preparazione	• Mescola tutti gli ingredienti in una terrina. • Con le mani, forma 12 hamburger rotondi, alti circa 1-1,5 cm. • Scalda un po' d'olio in una padella su fuoco medio alto e cuoci gli hamburger per circa 3 minuti da un lato e leggermente più a lungo dall'altro, finché saranno ben dorati con un po' di rosa nel centro. • Puoi prepararli all'inizio della settimana e quindi tirarli fuori dal frigo per colazione ogni mattina (o come spuntino pomeridiano).		

Informazioni nutrizionali

Calorie	165	155	150
Grassi	9 g	7,2 g	6 g
Carboidrati	1,5 g	1,3 g	1,25 g
Proteine	24 g	24 g	23,6 g

Tempo di preparazione: 25 minuti - Porzioni: 4

Zucca "spaghetti" con ragù di manzo

	Tipo proteico	Tipo misto	Tipo carbo
Ingredienti	• 3-4 peperoni rossi arrostiti • 4-8 g di basilico fresco tritato grossolanamente • 3 spicchi d'aglio finemente tritati		
	• 120 ml di olio extravergine di oliva • ½ cipolla tritata finemente • 2 pomodori • 1 cavolo rapa • 450 g di macinato di manzo biologico o di bisonte	• 120 ml di olio extravergine di oliva • 1 cipolla tritata finemente • 2 pomodori • 1 zucca "spaghetti" • 450 g di macinato di manzo biologico	• 60 ml di olio extravergine di oliva • 1 cipolla tritata finemente • 3 pomodori • 1 zucca "spaghetti" • 450 g di macinato di tacchino
Preparazione	• Taglia i pomodori a metà o in quattro parti e mettili nel frullatore o nel robot da cucina con i peperoni rossi arrostiti e il basilico, finché la salsa raggiunge la consistenza desiderata (sia grossolana che completamente omogenea). • In una casseruola con il bordo alto, scalda l'olio di oliva su fuoco medio-vivace. Unisci la cipolla e falla saltare per 1-2 minuti, quindi aggiungi l'aglio e il macinato. • Condisci il macinato con sale e pepe e cuocilo per 4-5 minuti finché è leggermente dorato, ma ancora un po' rosa. Quindi, aggiungi il pomodoro e il purè di peperoni rossi. • Alza il fuoco al massimo e fai bollire a fuoco vivace per 10 minuti. • Mentre la salsa sta bollendo, taglia a metà la zucca "spaghetti", tirando fuori con il cucchiaio i semi e la polpa fibrosa. • Cuoci nel microonde ciascuna metà per 6-8 minuti, finché si ammorbidisce. • Estrai la polpa, che assume la tipica forma a striscioline (che giustifica il nome di questa zucca) con una forchetta e servi con sopra il ragù di manzo.		

Informazioni nutrizionali

Calorie	161	158,7	154
Grassi	9,6 g	9 g	8,3 g
Carboidrati	12 g	11,6 g	10,1 g
Proteine	18,5 g	18,5 g	17 g

Tempo di preparazione: 30 minuti - Porzioni: 4

Punta di petto di manzo con salsa Chu Hou

	Tipo proteico	Tipo misto	Tipo carbo
Ingredienti	• 1 daikon • 3 fette di zenzero • 3 anici stellati interi • 1 cipollotto • 30 g di salsa Chu Hou (reperibile nei negozi di cibo etnico e asiatico) • 2 litri d'acqua • 10 ml di salsa di soia leggera • 10 ml di salsa di ostriche		
	• 450 g di punta di petto di manzo tagliata a pezzi	• 450 g di punta di petto di manzo tagliata a pezzi	Non idoneo per i tipi carbo
Preparazione	• Metti i pezzi di punta di petto in acqua bollente e falli sbianchire per 3 minuti. Togli dall'acqua e scola. • Sbuccia il daikon e taglialo a pezzi. Metti da parte. • Scalda il wok su fuoco medio; aggiungi 10 ml di olio e fai saltare lo zenzero e la pasta Chu Hou fino a che liberano il loro aroma. Aggiungi i pezzi di punta di petto, mescolando bene. • Aggiungi l'anice stellato e un po' di zucchero, ricoprendo con acqua tutti gli ingredienti. Porta a ebollizione, metti tutti gli ingredienti in una pentola slow cooker e fai cuocere lentamente fino a cottura ultimata. Per ottenere un risultato ottimale, riscalda la pentola prima di versarvi gli ingredienti. • Se non disponi di una slow cooker, ecco un ottimo metodo per cucinare lo stufato di punta di petto: Cuoci per 30 minuti circa. Spegni il fuoco e lascia riposare per 15 minuti. Ripeti questa procedura per tre volte. • Sia che usi o meno la pentola slow cooker, quando la punta di petto è cotta, alza il calore fino a ebollizione, aggiungi i pezzi di daikon e mescola bene. Spegni il fuoco e lascia riposare per 15 minuti. Quindi accendi di nuovo il fuoco e porta a ebollizione. • Aggiungi i condimenti per addensare la salsa fino alla consistenza che preferisci. • Disponi 1 o 2 foglie di lattuga fresca su un piatto. Versa la punta di petto con la salsa sulla lattuga. Cospargi con cipollotto tritato. Servi caldo.		

Informazioni nutrizionali

Calorie	285	285	NA
Grassi	9,1 g	9,1 g	NA
Carboidrati	2,9 g	2,9 g	NA
Proteine	43,8 g	43,8 g	NA

Tempo di preparazione: 60 minuti - Porzioni: 4

Manzo/maiale saltato al pepe nero

	Tipo proteico	Tipo misto	Tipo carbo
Ingredienti	• 15 g di aglio tritato • 2 g di pepe nero macinato • 30 ml di olio • Sale marino a piacere • Marinata: 10 ml di salsa di soia light, 5 ml di salsa Worcestershire, 2,5 g di pepe nero macinato • Condimenti: 15 ml di salsa Worcestershire, 5 ml di salsa di soia light, 1 cucchiaino di miele		
	• 300 g di filetto di manzo • 1 cipolla	• 300 g di filetto di manzo • 1 cipolla	• 300 g di macinato magro di maiale • 2 cipolle
Preparazione	• Taglia il manzo a cubetti. Mescola bene con la marinata. Taglia la cipolla e mettila da parte. • Scalda il wok su fuoco medio con un po' d'olio. Soffriggi la cipolla fino a quando si è ammorbidita. Spingi le cipolle su un lato del wok. • Metti l'aglio al centro del wok. Alza il fuoco al massimo, unisci il manzo a dadini. Se necessario, aggiungi altro olio. Fai soffriggere il manzo, dorandolo bene da tutti i lati. • Mescola bene assieme tutti gli ingredienti. Copri e fai cuocere finché dal wok si alza del vapore. Aggiungi i condimenti, mescolando il tutto. Cospargi con pepe nero e, se necessario, aggiungi del sale. • Friggi il manzo su fuoco vivace. Così facendo, la superficie dalla carne si cuocerà in fretta, sigillando all'interno i succhi. Se la temperatura del tuo wok non è abbastanza elevata, i dadini di manzo rilasceranno i loro succhi e il piatto risulterà troppo brodoso.		

Informazioni nutrizionali

Calorie	202,8	200	197,5
Grassi	11,1 g	10,2 g	9,8 g
Carboidrati	12,1 g	12 g	11,9 g
Proteine	14,9 g	14,8 g	14 g

Tempo di preparazione: 15 minuti - Porzioni: 4

Maiale con cavolini di Bruxelles grattugiati

	Tipo proteico	Tipo misto	Tipo carbo
Ingredienti	• 60 ml di olio extravergine di oliva • Sale e pepe a piacere		
	• 2 cotolette di maiale • 450 g di asparagi	• 2 cotolette di maiale • 150 g di cavolini di Bruxelles • 110 g di asparagi	• 2 cotolette di maiale magre • 450 g di cavolini di Bruxelles
Preparazione	• Taglia i torsoli alla base di ciascun cavolino di Bruxelles. Grattugia i cavolini nel frullatore. Metti da parte. • Aggiungi poco sale e pepe sulle cotolette di maiale. Su fuoco medio-alto, scalda alcune cucchiaiate d'olio, aspettando che sia ben caldo prima di mettere le cotolette nella padella. • Cuoci le cotolette per 4 minuti da ciascun lato, finché sono ben dorate; quindi, se necessario, metti il coperchio e fai cuocere per altri 4 minuti o fino a raggiungere la cottura desiderata. • Mentre le cotolette di maiale si stanno cuocendo, scalda 60 ml di olio di oliva su fuoco medio-alto. Unisci i cavolini di Bruxelles grattugiati e falli saltare finché sono ammorbiditi e leggermente dorati, per circa 10 minuti. • Durante la cottura dei cavolini di Bruxelles, aggiungi altro olio se necessario. • Aggiungi sale e pepe a piacere.		

Informazioni nutrizionali

Calorie	345	345	339
Grassi	17 g	17 g	15 g
Carboidrati	4 g	4 g	3,2 g
Proteine	42 g	42 g	39 g

Tempo di preparazione: 25 minuti - Porzioni: 2

Maiale saltato con verdure

	Tipo proteico	Tipo misto	Tipo carbo
Ingredienti	• 1 cipolla bianca o gialla tritata finemente • 60 ml di salsa tamari • 1 spicchio d'aglio finemente tritato • 130 g di piselli surgelati • 4 cipollotti tagliati grossolanamente		
	• 350 g di pancetta di maiale intera, cruda o già cotta, tagliata a pezzettini • 15 g di sesamo • 60 ml di olio di cocco • 1 piccolo cavolfiore grattugiato con il robot da cucina • 2 uova sbattute	• 350 g di pancetta di maiale intera e carne di maiale magra, cruda o già cotta, tagliata a pezzettini • 15 g di sesamo • 30 ml di olio di cocco • 1 piccolo cavolfiore grattugiato con il robot da cucina • 2 uova sbattute	• 350 g di carne di maiale magra, cruda o già cotta, tagliata a pezzettini • 15 g di sesamo • 15 ml di olio di cocco • 1 piccolo cavolfiore grattugiato con il robot da cucina • 2 uova sbattute
Preparazione	• Scalda il wok o una padella su fuoco vivace con 15 ml di olio. Unisci la cipolla e falla saltare finché comincia a dorarsi, per circa 2 minuti. • Aggiungi la carne e 15 ml di salsa tamari. Fai saltare per 2-3 minuti (o più a lungo se la carne richiede più tempo). • Unisci quindi il resto dell'olio, l'aglio e il cavolfiore/i broccoli. Fai saltare per 2-3 minuti. • Aggiungi le uova e il resto della salsa tamari. Mescola continuamente mentre le uova si cuociono, quindi unisci i piselli e i cipollotti tagliati. • Cuoci per un altro minuto o due.		

Informazioni nutrizionali

Calorie	262	256	241,7
Grassi	15 g	13 g	10 g
Carboidrati	18 g	16 g	14 g
Proteine	26 g	26 g	24 g
Tempo di preparazione: 15 minuti - Porzioni: 3			

Maiale grigliato alle spezie con carote

	Tipo proteico	Tipo misto	Tipo carbo
Ingredienti	• 2,5 g di paprika dolce in polvere • 2 g di cumino • 1 g di cannella • 3 g di sale marino • 8 carote pulite e tagliate a metà nel senso della lunghezza		
	• 2 cotolette di maiale alte 2-3 cm • 60 g di burro biologico	• 2 cotolette di maiale alte 2-3 cm • 45 g di burro biologico	• 2 cotolette di maiale magre alte 2-3 cm • 25 g di burro biologico
Preparazione	• Scalda la griglia su fuoco medio alto. • Fai sciogliere il burro e mescolalo con le spezie e il sale. Cospargi le carote con metà della miscela di burro, mescolando le carote con le mani per ricoprirle bene di burro. • Con il resto del burro, ungi entrambi i lati delle cotolette di maiale. • Griglia le cotolette di maiale e le carote per cinque minuti da ciascun lato e quindi toglile dalla griglia (con carbonella) o abbassa il gas sotto alla piastra da alto a medio, coprendola per altri tre minuti. • Le carote, a questo punto, dovrebbero essere abbastanza tenere e quindi potranno essere tolte dalla griglia, mentre il maiale potrebbe averne bisogno ancora di qualche minuto. • Cospargi il maiale e le carote con sale marino.		

Informazioni nutrizionali

Calorie	437	402	387
Grassi	29 g	26 g	22 g
Carboidrati	20 g	19,1 g	17 g
Proteine	26 g	26 g	25,6 g
Tempo di preparazione: 25 minuti - Porzioni: 2			

Pasticcio di maiale ai ravanelli

	Tipo proteico	Tipo misto	Tipo carbo
Ingredienti	• ½ cipolla bianca o gialla tritata finemente • 1 mazzo di ravanelli (circa 10), tagliati a pezzetti • 120 ml di brodo di manzo o di pollo • 4 g di prezzemolo fresco tritato finemente • Sale marino e pepe a piacere		
	• 300-400 g di carne di maiale cotta, tagliata a piccoli pezzi • 45 g di burro biologico, lardo o 45 ml di olio extra vergine di oliva	• 300-400 g di spezzatino di maiale tagliato a piccoli pezzi • 30 g di burro biologico, lardo o 30 ml di olio extra vergine di oliva	• 300-400 g di carne di maiale magra cotta, tagliata a piccoli pezzi • 15 g di burro biologico, lardo o 15 ml di olio extra vergine di oliva
Preparazione	• Sciogli il grasso in una padella su fuoco medio e unisci la cipolla e i ravanelli. Fai saltare per cinque minuti. • Aggiungi il maiale e il brodo. Fai bollire per altri cinque minuti, finché il liquido è completamente evaporato. • Guarnisci con prezzemolo. • Aggiungi sale e pepe a piacere.		

Informazioni nutrizionali

Calorie	547	512	493
Grassi	31 g	28,4 g	26 g
Carboidrati	4 g	3,6 g	3,1 g
Proteine	59 g	57 g	56 g

Tempo di preparazione: 20 minuti - Porzioni: 2

Melanzane alla Sichuan

	Tipo proteico	Tipo misto	Tipo carbo
Ingredienti	• 1 melanzana lunga e sottile da 650 g • 30 ml di olio extravergine di oliva • 60 ml di brodo di pollo • 15 g di miele • 2,5 ml di salsa di soia • 5-15 g di salsa di soia piccante doubanjiang • 5 g di pepe di sichuan macinato (facoltativo, ma necessario per ottenere il gusto autentico della ricetta) • 5-6 g di zenzero fresco grattugiato • 5 spicchi d'aglio tritati • 10 ml di aceto di mele • 4 cipollotti tagliati grossolanamente • Coriandolo fresco per guarnire (facoltativo)		
	• 3 cotolette di maiale alte 2-3 cm	• 2 cotolette di maiale alte 2-3 cm	• 1 cotoletta di maiale magra alta 2-3 cm
Preparazione	• Taglia la melanzana in quattro pezzi nel senso della lunghezza e quindi in bastoncini (non troppo piccoli) e mettila da parte. • In una scodella, mescola assieme il brodo di pollo, il miele e la salsa di soia e mettili da parte. • In una seconda scodella, mischia assieme la salsa di soia piccante, l'aglio, lo zenzero e il pepe del sichuan, quindi metti da parte. • Infine, in una terza scodella, mescola i cipollotti e l'aceto e mettili da parte. • Metti l'olio nel wok o una padella grande su fuoco medio-alto e fai scaldare l'olio quasi fino al punto di fumo. • Unisci la melanzana e falla saltare, lasciandola ferma per qualche secondo ogni volta che la sposti per farla dorare e arrostire. • Aggiungi la salsa di soia piccante, l'aglio, lo zenzero e il pepe di sichuan; fai saltare per circa 30 secondi, finché l'aroma si espande. • Aggiungi la miscela di brodo di pollo, abbassa il fuoco e fai sobbollire per 90 secondi. • Unisci i cipollotti con l'aceto e cuoci per 15 secondi per far liberare il loro aroma penetrante. • Guarnisci con coriandolo fresco e servi in tavola su cotolette di maiale ben cotte.		

Informazioni nutrizionali

Calorie	294	254	194
Grassi	7,8 g	9,52 g	8,0 g
Carboidrati	23 g	23 g	23 g
Proteine	39,0 g	26,2 g	14,2 g

Tempo di preparazione: 10 minuti - Porzioni: 2-4

Insalata greca con agnello

	Tipo proteico	Tipo misto	Tipo carbo
Ingredienti	• 30 g di erbe aromatiche tipiche della cucina greca tritate, come aneto, menta, origano, prezzemolo • Sale marino a piacere • 2 cuori di lattuga romana tagliati finemente • 130 g di olive Kalamata o altre olive greche snocciolate • 60 ml di succo di limone • 120 ml di olio extravergine di oliva		
	• 450 g di macinato di agnello • 1 cetriolo grande o 2-4 cetrioli piccoli tritati • 1 pomodoro tagliato a pezzi	• 450 g di macinato di agnello • 1 cetriolo grande o 2-4 cetrioli piccoli tritati • 1-2 pomodori tagliati a pezzi	• 220 g di macinato magro di agnello • 1 cetriolo grande o 2-4 cetrioli piccoli tritati • 1-2 pomodori tagliati a pezzi
Preparazione	• Fai saltare il macinato di agnello con le erbe aromatiche per 6-8 minuti o finché è ben cotto. • Aggiungi sale a piacere. • Mescola la carne con la lattuga, il pomodoro, il cetriolo e le olive. • Mescola bene assieme il succo di limone e l'olio di oliva. Versa il condimento sull'insalata.		

Informazioni nutrizionali

Calorie	283	275	220
Grassi	10 g	10 g	5 g
Carboidrati	16 g	16 g	16 g
Proteine	28 g	28 g	14 g

Tempo di preparazione: 20 minuti - Porzioni: 3

Terrina di manzo e riso alle verdure alla coreana

	Tipo proteico	Tipo misto	Tipo carbo
Ingredienti	• 4 spicchi d'aglio finemente tritati • 120 ml di salsa tamari • 30 ml di aceto di riso • 60 ml di olio di sesamo tostato • 2 carote grattugiate o affettate molto finemente • 200 g di spinaci surgelati o 2 grandi mazzi di spinaci freschi • 220 g di filetto o di lombata di manzo affettati finemente • 2 uova • Guarnizioni facoltative: 1 foglio di alghe nori essiccate tagliato a strisce sottili, 9 g di semi di sedano leggermente tostati, 3 cipollotti tritati		
	• 5 funghi shiitake freschi affettati • 120 g di cavolfiore grattugiato	• 3 funghi shiitake freschi affettati • 120 g di cavolfiore grattugiato	• 2 funghi shiitake freschi affettati • 120 g di broccoli grattugiati
Preparazione	• Mescola assieme aglio, salsa tamari, aceto e olio di sesamo. • Metti il manzo e i funghi in due terrine separate e versa metà della marinata in ciascuna scodella. • Scalda il cavolfiore grattugiato nel microonde per 2-4 minuti, finché si è ammorbidito. Dividilo tra le due scodelle. • Scalda un cucchiaio di olio (di sesamo, cocco o di oliva) in un wok o in una padella grande. Durante la cottura di ciascun ingrediente, aggiungi altro olio se necessario. • Al termine della cottura di ciascun ingrediente, suddividilo tra le due scodelle di cavolfiore. • Fai saltare le carote per qualche minuto, finché sono leggermente dorate. Toglile dalla padella. • Aggiungi gli spinaci nella padella e scaldali bene. Toglili dalla padella. • Rompi le uova nella padella e friggile finché gli albumi sono sodi e i tuorli hanno raggiunto la cottura desiderata. Toglili dalla padella. Le uova possono essere lasciate intere o, se il tuorlo è sodo, tagliati a fette. • Alza di nuovo il fuoco e aggiungi un po' d'olio nella padella. Togli il manzo dalla marinata (conservandola nella scodella) e fai saltare il manzo finché è ben cotto, per 3-5 minuti. Toglilo dalla padella. • Aggiungi i funghi nella padella e falli saltare finché si ammorbidiscono. Toglili dalla padella. • Versa l'avanzo della marinata della carne nella padella e portala a leggera ebollizione per 3 minuti. • Versa metà della marinata sopra a ciascuna scodella di riso. • Aggiungi le guarnizioni facoltative di alghe essiccate, semi di sesamo e cipollotti.		

Informazioni nutrizionali

Calorie	515	509	501
Grassi	5,5 g	5,3 g	5,1 g
Carboidrati	97 g	94 g	92,3 g
Proteine	17,9 g	17,5 g	17 g

Tempo di preparazione: 30 minuti - Porzioni: 2

Stufato di cervo

	Tipo proteico	Tipo misto	Tipo carbo
Ingredienti	• 1 cipolla rossa media • 3 g di foglie di timo • 2 g di cannella in polvere • 3 g di scorza di arancia grattugiata (senza la parte bianca) • 750 ml di brodo di manzo naturale • 50 g di mirtilli rossi freschi • Sale marino e pepe a piacere		
	• 900 g di carne di cervo per stufato • 45 g di olio di cocco o di burro • 3 cavoli rapa medi sbucciati e tagliati • 6 gambi di sedano tagliati diagonalmente	• 650 g di carne di cervo per stufato • 30 g di olio di cocco o di burro • 3 cavoli rapa medi sbucciati e tagliati • 3 gambi di sedano tagliati diagonalmente	• 650 g di carne di cervo per stufato • 7 g di olio di cocco o di burro • 3 cavoli rapa sbucciati e tagliati • 300 g di cavolo cappuccio tagliato • 3 gambi di sedano tagliati diagonalmente
Preparazione	• Condisci la carne di cervo con sale e pepe. • In una pentola da brodo grande o in un forno olandese con rivestimento in porcellana su fuoco medio-alto, fai saltare la cipolla e il sedano in olio di cocco, finché la cipolla comincia a diventare trasparente. Togli le verdure dalla pentola e mettile da parte. • Metti la carne di cervo nella pentola e falla rosolare finché è ben dorata e sigillata. Unisci timo, cannella, scorza d'arancia e fai saltare il tutto, affinché si mescoli bene. Unisci i mirtilli rossi, il cavolo rapa, il soffritto di verdure e il brodo. • Fai scaldare finché il composto comincia a sobbollire. Copri e fai cuocere su fuoco medio per 40-50 minuti o finché il cervo è tenero.		

Informazioni nutrizionali

Calorie	380	384	322
Grassi	9 g	8 g	4 g
Carboidrati	15 g	48 g	48 g
Proteine	57 g	30 g	21 g
Tempo di preparazione: 15 minuti - Porzioni: 6			

Polpette di manzo con salsa ai funghi

	Tipo proteico	Tipo misto	Tipo carbo
Ingredienti	• 1,5 g di cipolla in fiocchi essiccata • 10 g di prezzemolo finemente tritato • 3 g di foglie di timo • 1 uovo medio intero • ½ cipolla piccola tritata finemente • 30 g di farina di soia o di maranta • 500 ml di acqua pulita filtrata • 15 ml di salsa di soia tamari • Qualche goccia di angostura o di salsa Worcestershire		
	• 450 g di macinato di manzo biologico • 340 g di funghi affettati • 30 ml di olio di cocco • 60 ml di panna o panna acida	• 450 g di macinato di manzo biologico • 220 g di funghi affettati • 30 ml di olio di cocco • 60 ml di panna o panna acida	• 450 g di macinato di manzo biologico (magro) • 220 g di funghi affettati • 15 ml di olio di cocco
Preparazione	• Mescola assieme il macinato di manzo con i fiocchi di cipolla, il prezzemolo, un po' di timo e l'uovo. Forma delle polpettine di 3-4 cm di diametro. • Scalda una padella media su fuoco medio-alto. Scalda l'olio di cocco, unisci la cipolla, le polpette e un po' di timo. Fai saltare a fuoco vivo, dorando da entrambi i lati, per circa 2 minuti. Unisci i funghi e ancora un po' di timo e fai saltare per 1-2 minuti ancora. • Unisci la farina e falla saltare assieme al resto. Fai scaldare per 20-30 secondi. Aggiungi acqua e fai cuocere, mescolando frequentemente, finché la miscela si addensa. Togli dal fuoco e unisci la salsa di soia, l'angostura o la salsa Worcestershire e la panna acida. Il piatto è pronto per essere servito.		

Informazioni nutrizionali

Calorie	428	342	270
Grassi	33 g	23 g	15 g
Carboidrati	7 g	7 g	6 g
Proteine	26 g	28 g	28 g
Tempo di preparazione: 15 minuti - Porzioni: 4			

Manzo saltato

	Tipo proteico	Tipo misto	Tipo carbo
Ingredienti	• 2 spicchi d'aglio medi affettati • 1 pezzo di zenzero lungo 2-3 cm • 1 piccolo porro lavato e tagliato ad anelli • 300 g di cavolo cinese tagliato • 230 g di funghi Pleurotus tagliati a metà • 1 peperone rosso medio, tagliato a strisce • 280 g di taccole fresche tagliate a metà diagonalmente • 15 ml di salsa di soia tamari		
	• 450 g di lombata di manzo biologico, tagliato a dadini da 3-4 cm • 30 ml di olio di cocco	• 450 g di lombata di manzo biologico, tagliato a dadini da 3-4 cm • 30 ml di olio di cocco	• 350 g di filetto o lombata di manzo biologico, tagliato a dadini da 3-4 cm • 15 ml di olio di cocco
Preparazione	• Scalda il wok o una padella con rivestimento in porcellana su fuoco medio; unisci l'olio di cocco, l'aglio, lo zenzero e il porro affettato. Fai appassire il composto. • Unisci la carne e fai saltare per 1-2 minuti. Togli la carne dalla padella e mettila da parte, coprendola. Elimina lo zenzero. • Unisci il cavolo cinese e i funghi tagliati a metà nella padella e fai saltare finché il cavolo comincia ad appassire. Unisci il peperone rosso a strisce e le taccole e cuoci per 1-2 minuti ancora. Aggiungi il manzo già cotto.		

Informazioni nutrizionali

Calorie	338	300	221
Grassi	19 g	12 g	7 g
Carboidrati	12 g	11 g	11 g
Proteine	32 g	38 g	29 g
Tempo di preparazione: 15 minuti - Porzioni: 4			

Bistecca grigliata alle erbe aromatiche

	Tipo proteico	Tipo misto	Tipo carbo
Ingredienti	• 10 ml di olio di cocco • 30 ml di senape di Digione • 10 di rafano grattugiato o di salsa di rafano • 3 g di timo secco • 2 g di semi di sedano macinati • 2,5 g di cipolla in polvere • 6 g di sale grosso o sale grigio • 1 g di pepe nero macinato fresco		
	• 1 bistecca di controfiletto di manzo biologico da 450 g	• 1 bistecca di controfiletto di manzo biologico da 450 g	• 450 g di bistecche di struzzo
Preparazione	• Togli la bistecca dal frigo almeno mezzora prima di cuocerla. Preriscalda la griglia del forno. Metti la rastrelliera del forno a circa 15 cm dal grill. • Ungi entrambi i lati della bistecca con olio di cocco. Mescola la senape di Digione e il rafano e distribuisci il composto su entrambi i lati della carne. Adagia le bistecche in una teglia leggermente unta. • In una scodella piccola, mescola timo, sedano, cipolla in polvere e pepe. Dividi a metà la miscela ottenuta, cospargendone metà su ciascun lato della carne. • Griglia la bistecca per 3-4 minuti da ciascun lato o finché il lato esterno è ben dorato. Metti sul piatto di portata, lasciando riposare per 1 minuto. • Taglia a fette e servi in tavola.		

Informazioni nutrizionali

Calorie	315	254	176
Grassi	18 g	14 g	6 g
Carboidrati	2 g	2 g	2 g
Proteine	35 g	28 g	27 g

Tempo di preparazione: 10 minuti - Porzioni: 5

Cotolette di agnello alle erbe e limone

	Tipo proteico	Tipo misto	Tipo carbo
Ingredienti	• 5 g di scorza di limone grattugiata (senza la parte bianca) • 0,5 g di rosmarino secco macinato • 1,5 g di origano secco • 1,5 g di dragoncello secco • 45 ml di succo di limone • 15 ml di salsa di soia tamari		
	• 6 cotolette di spalla di agnello	• 4 cotolette di spalla di agnello	• 4 petti di pollo
Preparazione	• Scalda una padella grande su fuoco medio-alto. Rosola le cotolette di agnello/i petti di pollo su entrambi i lati. • In una terrina piccola, mescola la scorza di limone grattugiata, le erbe aromatiche, il succo di limone e la salsa di soia. Versa la salsa così ottenuta sulla carne nella teglia e cuoci su fuoco medio-basso per 20-25 minuti. • Questa salsa può essere usata anche come marinatura per le cotolette di agnello alla griglia. Per ottenere la marinatura, basta ridurre sul fuoco la miscela di succo di limone ed erbe aromatiche. Cospargi con la pasta ottenuta le cotolette di agnello/i petti di pollo e cuoci sulla griglia per 3-4 minuti da ciascun lato, in base allo spessore. Non cuocere troppo a lungo.		
Informazioni nutrizionali			
Calorie	423	317	245
Grassi	29 g	21 g	12 g
Carboidrati	2 g	2 g	1,3 g
Proteine	37 g	28 g	24 g
Tempo di preparazione: 10 minuti - Porzioni: 4			

Hamburger di bufalo al rafano

	Tipo proteico	Tipo misto	Tipo carbo
Ingredienti	• 30 g di salsa di rafano • 1 g di mix di erbe aromatiche essiccate per insalata • 3-4 macinate di pepe nero fresco		
	• 550 g di macinato di bufalo o di bisonte	• 450 g di macinato di bufalo o di bisonte	• 450 g di macinato di struzzo
Preparazione	• Mescola la carne macinata con gli altri ingredienti e prepara gli hamburger. • Cuoci in forno o sulla griglia, oppure friggili in una padella di ghisa su fuoco medio alto per 3-4 minuti da ciascun lato, finché sono ben dorati. • Non cuocere troppo a lungo. • Servi immediatamente.		

Informazioni nutrizionali

Calorie	322	259	172
Grassi	23 g	18 g	11 g
Carboidrati	1 g	1 g	0,5 g
Proteine	27 g	21 g	17 g
Tempo di preparazione: 10 minuti - Porzioni: 4			

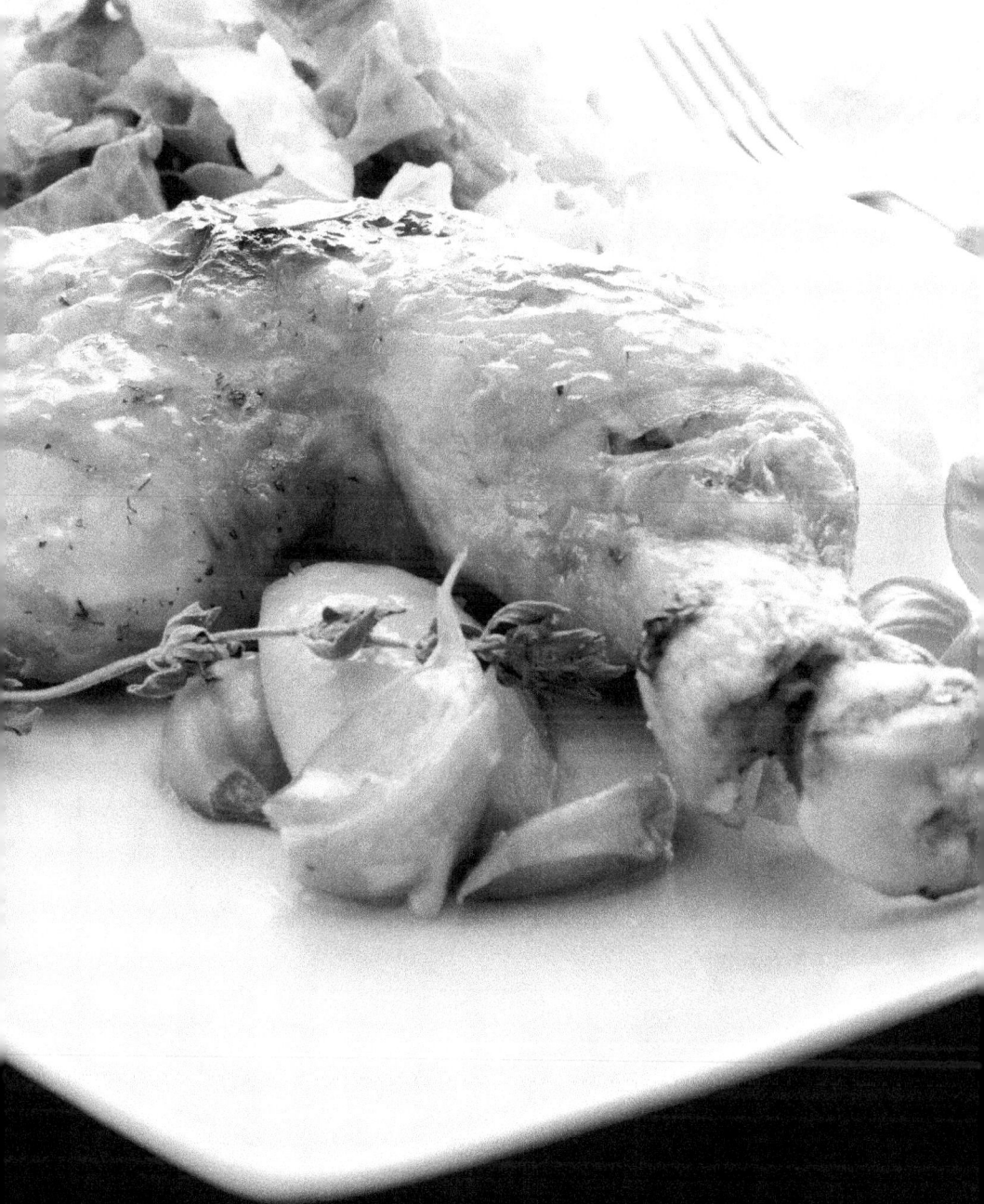

Pollame

Stufato di tacchino nella slow cooker

	Tipo proteico	Tipo misto	Tipo carbo
Ingredienti	• 2 porri medi affettati • 3 g di foglie di timo • 3 g di foglie di origano • 2 g di mix di erbe aromatiche in polvere per insalata • 1 carota media a pezzetti • 1 bastoncino di cannella • 500 ml di acqua o di brodo di pollo biologico • 200 g di germogli di lenticchie o di soia		
	• 4 gambi di sedano tagliati a pezzetti • 130 g di cavolo rapa pulito e a dadini • 900 g di tacchino (cosce e sottocosce) • 450 g di pomodori pelati	• 2 gambi di sedano tagliati a pezzetti • 130 g di zucca pulita e a dadini • 900 g di tacchino • 450 g di pomodori pelati	• 2 gambi di sedano tagliati a pezzetti • 130 g di zucca pulita e a dadini • 450 g di petto di tacchino • 800 g di pomodori pelati • Ridurre il tempo di cottura a 1 ora
Preparazione	• Taglia il tacchino a pezzi e adagialo nella slow cooker con la pelle rivolta verso il basso, a temperatura massima, finché la carne comincia a rilasciare il grasso. Gira i pezzi di tacchino e unisci porri e sedano. Mescola e aggiungi timo, origano e condimento vegetale. Fai saltare finché i porri cominciano a diventare trasparenti. • Aggiungi la zucca a cubetti, le carote, il bastoncino di cannella, i pomodori, acqua o brodo vegetale e fai cuocere coperto, per 2-3 ore a calore medio o fino a 6-8 ore a calore minimo. • Alcuni minuti prima di servire, unisci i germogli di lenticchie o di soia ed elimina il bastoncino di cannella. Servi immediatamente.		

Informazioni nutrizionali

Calorie	284	252	254
Grassi	10 g	9 g	4 g
Carboidrati	24 g	25 g	44 g
Proteine	25 g	21 g	15 g

Tempo di preparazione: 15 minuti - Porzioni: 4

Insalata/stufato di pollo croccante

	Tipo proteico	Tipo misto	Tipo carbo
Ingredienti	• 15 g di cipollotti tritati • 130 g di patate messicane, sbucciate e tagliate a bastoncini • 10 ml di succo di limone • 3 g di sale marino • 1 g di pepe nero macinato fresco • 3 gocce di angostura (facoltativo) • Foglie di lattuga o spinaci (facoltativo)		
	• 550 g di avanzi di pollo già cotto (carne scura, come le cosce) • 300 g di sedano tritato grossolanamente • 40 g di noci tritate grossolanamente • 140 g di maionese	• 400 g di avanzi di pollo già cotto • 200 g di sedano tritato grossolanamente • 20 g di noci tritate grossolanamente • 140 g di maionese	• 280 g di avanzi di pollo già cotto (carne bianca, come il petto) • 200 g di sedano tritato grossolanamente • 15 g di noci tritate grossolanamente • 5 g di prezzemolo tritato e un pizzico per la guarnizione finale • 80 ml di maionese e 80 ml di yogurt magro
Preparazione	• In una terrina grande o in una casseruola leggermente unta, mescola assieme tutti gli ingredienti fino a ottenere un composto omogeneo. • Per servire come insalata, metti in frigo oppure servi immediatamente su un letto di lattuga e di spinacini freschi. • Per servire come stufato, preriscalda il forno a 180°C, disponi il pollo in una teglia leggermente unta. Completa con 1 cucchiaiata di gomasio o di parmigiano. Cuoci per 15-18 minuti, finché è ben caldo.		
Informazioni nutrizionali			
Calorie	260	197	170
Grassi	14 g	10 g	7 g
Carboidrati	6 g	5 g	9 g
Proteine	27 g	22 g	22 g
Tempo di preparazione: 10 minuti - Porzioni: 5			

Pollo arrosto semplice

	Tipo proteico	Tipo misto	Tipo carbo
Ingredienti	• 15 g di burro crudo o biologico ammorbidito • 1 spicchio d'aglio medio affettato • 4,5 g di sale marino • 4-5 macinate di pepe nero fresco • 3 g di foglie di timo		
	• 2,5-3,5 kg di pollo (includere nella propria porzione solo le carni scure, come le cosce)	• 2,5-3,5 kg di pollo (includere nella propria porzione metà carni scure, come le cosce, e metà chiare, come il petto)	• 2,5-3,5 kg di pollo (includere nella propria porzione solo le carni chiare, come il petto)
Preparazione	• Preriscalda il fondo a 180°C, lava il pollo, eliminando il grasso dall'interno della cavità. • In una scodella piccola, unisci il burro, l'aglio tritato, sale, pepe e timo, strofinando quindi il composto sull'esterno del pollo. Disponi i petti di pollo a faccia in giù nella teglia. • Arrostisci, scoperto, inumidendo spesso con il sugo di cottura, per circa 1 ora e mezzo (circa 20 minuti ogni 400-500 g). Gira i petti di pollo verso l'alto e fai cuocere per mezzora per dorarli. • Togli dal forno quando le cosce si staccano facilmente e non esce sangue dalla carne. Togli dalla teglia e lascia riposare, coperto, per 5-10 minuti. Deglassa il fondo della teglia per preparare la salsa, se desideri, con 10 g di maranta sciolta in 500 ml di acqua. • Taglia il pollo in singole porzioni o a fette e servi accompagnato dalla salsa. Elimina la pelle prima di consumare. Disossa il pollo avanzato e mettilo in frigo o nel congelatore per avere a disposizione altri pasti pronti durante la settimana.		

Informazioni nutrizionali

Calorie	232	215	196
Grassi	11 g	8 g	5 g
Carboidrati	0 g	0 g	0 g
Proteine	31 g	33 g	35 g
Tempo di preparazione: 75 minuti - Porzioni: 10			

Pollo in salsa barbecue

	Tipo proteico	Tipo misto	Tipo carbo
Ingredienti	• 2,2 kg di carne scura di pollo (cosce) • 480 ml di salsa barbecue (all'americana)	• 4 mezzi polli tagliati per la griglia • 360 ml di salsa barbecue (all'americana)	• 1,3 kg di carne bianca di pollo (petto) • 240 ml di salsa barbecue (all'americana)
Preparazione	<td colspan="3">• Fai marinare i mezzi polli nella salsa barbecue, girandoli ogni tanto, per 8 ore. • Scalda la griglia o, meglio, il barbecue. Usando la griglia a carbonella, il risultato è sicuramente migliore. Cuoci il pollo, inumidendolo spesso e a piacere con la salsa barbecue. Gira ripetutamente i mezzi polli. Sulla griglia all'aperto, cuoci per circa 1 ora e mezzo, finché la carne è morbida e ben dorata. • Taglia ciascun mezzo pollo in 2-3 porzioni, a seconda delle esigenze. Quattro mezzi polli, di solito, sono sufficienti per 8-10 persone (esclusi i più affamati). Servi immediatamente. • Per ridurre il tempo di cottura, si può preparare anche alla piastra sul fornello, oppure in forno. Comunque, non c'è confronto con la versione alla griglia. Gli avanzi mangiati freddi sono ottimi, se ce ne sono.</td>		

Informazioni nutrizionali

Calorie	275	260	239
Grassi	16 g	13 g	10 g
Carboidrati	1 g	1 g	1 g
Proteine	31 g	33 g	35 g

Tempo di preparazione: 95 minuti - Porzioni: 8-10

Piccata di pollo

	Tipo proteico	Tipo misto	Tipo carbo
Ingredienti	• 50 g di farina di mandorle • 3 g di sale grigio integrale • 2 g di mix di spezie da cucina • 75 ml di olio di semi di vinacciolo • 60 ml di succo di limone • 250 ml di brodo di pollo • 35 g di capperi sotto sale • 7 g di prezzemolo fresco tritato		
	• 650 g di cosce di pollo • 75 ml di olio extravergine di oliva	• 650 di cosce e petto di pollo • 75 ml di olio extravergine di oliva	• 650 di petto di pollo • 45 ml di olio extravergine di oliva
Preparazione	• Taglia a metà i petti di pollo orizzontalmente, aprendoli a libro. Se i pezzi sono troppo grandi, tagliali ulteriormente a metà. • Adagia i pezzi di pollo tra due fogli di carta da cucina e schiacciali con il batticarne, fino a ottenere uno spessore di meno di 1 cm. • Mescola assieme farina, sale e mix di erbe. • Sciacqua il pollo in acqua, quindi infarinalo bene con la miscela preparata prima. • Scalda l'olio di oliva e 30 ml di olio di semi di vinacciolo in una padella grande su fuoco medio-alto. Metti i pezzi di pollo in padella e rosolali bene da entrambi i lati, circa 3 minuti ciascuno. • Togli il pollo dalla padella e mettilo su un piatto, metti in padella gli altri petti o cosce e cuocili, quindi toglili dalla padella. • Metti il piatto con i petti di pollo nel forno caldo, mentre prepari la salsa. • Metti il succo di limone, il brodo di pollo e i capperi nella padella, usando una spatola metallica per staccare i pezzetti rosolati e mescolarli con la salsa. • Riduci la salsa della metà, quindi mescolala con i 45 ml di olio di semi di vinacciolo residui. • Impiatta il pollo, versaci sopra la salsa e cospargi con prezzemolo.		

Informazioni nutrizionali

Calorie	284	225	190
Grassi	14 g	11 g	7 g
Carboidrati	8 g	8 g	8 g
Proteine	28 g	26 g	30 g

Tempo di preparazione: 30 minuti - Porzioni: 4-6

Pollo saltato

	Tipo proteico	Tipo misto	Tipo carbo
Ingredienti	• 5 spicchi d'aglio finemente tritati • 60 ml di salsa di pesce • 70 ml di succo di lime fresco • 120 ml di brodo di pollo • 4-5 cipollotti tritati finemente • 350 g di insalata mista di broccoli, carote e cavolo rosso tagliati • 3 carote medie tagliate a strisce		
	• 900 g di carne di pollo scura tagliata a pezzi da circa 3-4 cm • 75 ml di olio di cocco • 5 g di prezzemolo fresco tritato	• 900 g di carne di pollo tagliata a pezzi da circa 3-4 cm • 60 ml di olio di cocco • 8 g di prezzemolo fresco tritato	• 900 g di carne di pollo chiara tagliata a pezzi da circa 3-4 cm • 30 ml di olio di cocco • 8 g di prezzemolo fresco tritato
Preparazione	• Scalda un wok o una padella con bordo alto e rivestimento di porcellana su fuoco medio-alto. Soffriggi l'aglio nell'olio di cocco finché rilascia il proprio aroma. • Unisci il pollo e fallo saltare per 3 minuti, finché è leggermente dorato. • Aggiungi la salsa di pesce, il succo di lime e il brodo di pollo. Cuoci a fuoco vivace finché il pollo è ben cotto, per circa 5-8 minuti. • Unisci l'insalata di broccoli e le carote, fai saltare fino a che le verdure cominciano ad ammorbidirsi. • Guarnisci con cipollotto e prezzemolo.		

Informazioni nutrizionali

Calorie	314	293	284
Grassi	9,8 g	7 g	4 g
Carboidrati	29 g	29 g	27 g
Proteine	30 g	28 g	26 g

Tempo di preparazione: 15 minuti - Porzioni: 3

Omelette di funghi con il kefir

	Tipo proteico	Tipo misto	Tipo carbo
Ingredienti	• 30 g di kefir • Fiocchi di latte (a piacere) • Un pizzico di sale marino e pepe nero		
	• 30 ml di olio extravergine di oliva o 30 g di burro biologico • 6 uova • 4-5 funghi	• 30 ml di olio extravergine di oliva o 30 g di burro biologico • 5 uova • 2-3 funghi	• 15 ml di olio extravergine di oliva o 15 g di burro biologico • 4 uova • 2 funghi
Preparazione	• Mescola le uova e il kefir in una terrina separata, aggiungendo sale marino e pepe. • Taglia i funghi a fettine sottili e cuocili su fuoco vivace nel burro o in olio di oliva finché sono dorati. • Abbassa il fuoco sul livello moderato prima di aggiungere la miscela di uovo e kefir, distribuendola uniformemente nella padella. • Quando l'omelette comincia a essere cotta, ma c'è ancora un po' di uovo crudo nella parte superiore, unisci i fiocchi di latte. Togli l'omelette dal fuoco, scuoti la padella tenendola per il manico per far staccare l'omelette dal fondo. Usando la forchetta o una spatola, ripiega l'omelette su se stessa. • Servi immediatamente.		

Informazioni nutrizionali

Calorie	311	300	290
Grassi	26 g	23 g	15 g
Carboidrati	5 g	5 g	3 g
Proteine	15 g	15 g	11 g
Tempo di preparazione: 6 minuti - Porzioni: 2			

Pollo alle olive al profumo di arancia

	Tipo proteico	Tipo misto	Tipo carbo
Ingredienti	• 4 g di paprika • 2 spicchi d'aglio tritati • 30 ml di aceto di xeres • 1 arancia • 7 g di prezzemolo tritato grossolanamente • 60 g di olive nere snocciolate (puoi provare le olive alla marocchina o quelle greche kalamata) • 1,5 g di peperoncino in fiocchi		
	• 450-650 g di cosce di pollo tagliate a dadini da 2-3 cm • 60 ml di olio extravergine di oliva	• 450-650 g di cosce e petto di pollo tagliati a dadini da 2-3 cm • 60 ml di olio extravergine di oliva	• 450-650 g di petto di pollo tagliato a dadini da 2-3 cm • 30 ml di olio extravergine di oliva
Preparazione	• Mescola assieme con la frusta la paprika, l'olio di oliva e l'aceto. • Sala leggermente il pollo. Versa metà della vinaigrette sul pollo. • Cuoci il pollo sulla griglia per 10-12 minuti, finché è ben cotto. • Mentre il pollo sta cuocendo, sbuccia l'arancia, cercando di eliminare più parte bianca possibile. Taglia ogni spicchio di arancia a metà o in tre parti. • In una terrina di portata, mescola i pezzi di arancia, il prezzemolo, le olive e i fiocchi di peperoncino. • Unisci il pollo cotto, cospargendo il tutto con la vinaigrette. Mescola delicatamente. • Servi freddo o a temperatura ambiente.		

Informazioni nutrizionali

Calorie	340	296	225
Grassi	22 g	18 g	13 g
Carboidrati	6 g	5 g	3 g
Proteine	53 g	40 g	35 g
Tempo di preparazione: 20 minuti - Porzioni: 4			

Uova al burro con i porri

	Tipo proteico	Tipo misto	Tipo carbo
Ingredienti	• 30 g di kefir • Fiocchi di latte (a piacere) • Un pizzico di sale marino e pepe nero		
	• 8 uova • 2-4 fette di bacon cotto, spezzettato • 45 g di burro	• 6 uova • 2-4 fette di bacon cotto, spezzettato • 30 g di burro	• 4 uova • 1-2 fette di prosciutto cotto • 15 g di burro biologico
Preparazione	• Elimina le estremità verde scuro dei porri e tagliali a metà nel senso della lunghezza. Sciacqua bene ciascuna metà dei porri e quindi tagliali a striscioline sottili in senso trasversale. • Fondi 30 g di burro in una padella su fuoco medio-alto, unisci i porri, falli saltare per qualche minuto, quindi copri la padella e fai cuocere i porri per altri 8-10 minuti, finché si sono ben ammorbiditi. • Mantieni basso il fuoco, mescolando di tanto in tanto; una leggera doratura va bene, ma la maggior parte di persone preferiscono che i porri siano appena ammorbiditi. • Mentre i porri stanno cuocendo, sbatti le uova con 15 ml di panna e un pizzico di sale e pepe. • Scalda i 15 g di burro restanti in una padella su fuoco basso, quindi unisci le uova. Mantieni basso il fuoco, mescolando continuamente le uova durante la cottura, in modo che non si anneriscano e non diventino troppo sode. • Quando le uova sono cotte, ma sono ancora leggermente morbide, toglile dal fuoco e suddividile su due piatti individuali. • Mescola i 30 ml di panna residui ai porri, condendo con un po' di sale, se necessario. Versa i porri a cucchiaiate sulle uova strapazzate, guarnendo con bacon/prosciutto a pezzettini.		

Informazioni nutrizionali

Calorie	350	330	312
Grassi	29 g	27 g	22 g
Carboidrati	10 g	8 g	6 g
Proteine	17 g	17 g	15 g
Tempo di preparazione: 15 minuti - Porzioni: 2			

Omelette al finocchio e olive

	Tipo proteico	Tipo misto	Tipo carbo
Ingredienti	• 1 finocchio affettato sottile (eliminare le parti verdi) • 2-3 spicchi d'aglio • 15 g di basilico fresco tritato finemente • 60 g di olive snocciolate • Sale marino a piacere • Feta o formaggio di capra (facoltativo)		
	• 60 ml di olio extravergine di oliva • 2 pomodori tagliati a pezzi • 8 uova sbattute	• 60 ml di olio extravergine di oliva • 2 pomodori tagliati a pezzi • 6 uova sbattute	• 30 ml di olio extravergine di oliva • 3 pomodori tagliati a pezzi • 4 uova sbattute
Preparazione	• Scalda 30 ml di olio di oliva in una padella su fuoco medio-alto, unisci il finocchio e fallo saltare finché è leggermente dorato. • Aggiungi l'aglio e i pomodori e fai saltare per altri cinque minuti. • Trasferisci in una terrina e mescola con le olive e il basilico. Aggiungi sale a piacere. • Scalda il resto dell'olio di oliva in una padella. Versa metà delle uova sbattute nella padella. • Quando le uova cominciano a cuocersi, con una spatola solleva i bordi dell'omelette e inclina la padella in modo che l'uovo ancora crudo entri in contatto con la superficie della padella. • Dopo circa tre minuti, quando le uova sono quasi cotte, aggiungi metà del composto di pomodoro sopra una metà dell'omelette. • Usando la spatola, ripiega l'altra metà dell'omelette in modo da chiuderla. • Cuoci per un altro minuto e fai scivolare l'omelette sul piatto. • Ripeti per la seconda omelette.		

Informazioni nutrizionali

Calorie	285	274	260
Grassi	20 g	18 g	15 g
Carboidrati	8 g	6,5 g	5 g
Proteine	16 g	15 g	13 g
Tempo di preparazione: 20 minuti - Porzioni: 2			

Burrito per colazione

	Tipo proteico	Tipo misto	Tipo carbo
Ingredienti	• 60 g di peperoni verdi in scatola • 7 g di coriandolo fresco tritato finemente • 40 g di carne cotta (puoi usare pezzetti di bistecca, macinato di manzo o striscioline di pollo) • 1 avocado tagliato a spicchi o a pezzetti • Salsa piccante come accompagnamento (facoltativo)		
	• 6 uova, albumi e tuorli separati • ½ cipolla tritata finemente • 1 pomodoro tritato finemente • ½ peperone rosso medio, tagliato a strisce	• 4 uova, albumi e tuorli separati • ½ cipolla tritata finemente • 1-2 pomodori tritati finemente • 1 peperone rosso medio, tagliato a strisce	• 3 uova, albumi e tuorli separati • 1 cipolla tritata finemente • 2 pomodori tritati finemente • 1 peperone rosso medio, tagliato a strisce
Preparazione	• Sbatti gli albumi delle uova. • Scalda una padella di 25 cm di diametro leggermente unta. Versa metà degli albumi nella padella, facendola ruotare in modo che gli albumi si distribuiscano in uno strato sottile e uniforme. • Dopo circa 30 secondi, copri la padella e fai cuocere per ancora 1 minuto. • Con una spatola di gomma, stacca la sottile frittata di albumi e passala su un piatto. • Ripeti il procedimento per l'altra metà degli albumi. • Nella stessa padella, fai saltare le cipolle con un po' d'olio per un minuto, quindi unisci il pomodoro, i peperoni verdi, il coriandolo fresco e la carne. • Sbatti i tuorli e versali nella padella, mescolando bene con gli altri ingredienti. • Alla fine, unisci l'avocado. Quindi versa metà del composto a cucchiate su ciascuna frittata di albumi. • Arrotola le frittate come un burrito e servi con salsa piccante.		

Informazioni nutrizionali

Calorie	254	238	220
Grassi	6 g	5 g	4 g
Carboidrati	22 g	22 g	20 g
Proteine	30 g	30 g	15 g

Tempo di preparazione: 25 minuti - Porzioni: 2

Riso con pollo alla messicana con cavolfiore

	Tipo proteico	Tipo misto	Tipo carbo
Ingredienti	• 15 ml di olio extravergine di oliva • 1 peperoncino jalapeño tritato finemente • 2 spicchi d'aglio finemente tritati • 400 g di pelati a dadini • 250 ml di brodo di pollo • 0,3 g di zafferano in pistilli • 2 g di cumino • 5 g di sale marino • 1 cavolfiore grattugiato • 250 g di piselli surgelati		
	• 900-1200 g di cosce di pollo disossate, tagliate a cubetti o striscioline • ½ cipolla tritata finemente • ½ peperone verde tagliato a pezzi o a strisce • ½ peperone rosso tagliato a pezzi o a strisce	• 900-1200 g di petto e cosce di pollo disossati, tagliati a cubetti o striscioline • 1 cipolla tritata finemente • 1 peperone verde tagliato a pezzi o a strisce • 1 peperone rosso tagliato a pezzi o a strisce	• 900-1200 g di petto di pollo disossato, tagliato a cubetti o striscioline • 1 cipolla tritata finemente • 1 peperone verde tagliato a pezzi o a strisce • 1 peperone rosso tagliato a pezzi o a strisce
Preparazione	• Se hai a disposizione un robot da cucina, puoi risparmiare tempo, usandolo per grattugiare o affettare assieme la cipolla, il peperoncino jalapeño, l'aglio e i peperoni. Anche il cavolfiore può essere grattugiato con il robot da cucina. • In una casseruola con il bordo alto, scalda l'olio su fuoco medio-alto e unisci il pollo. Cuoci per 4-6 minuti, finché è ben rosolato. • Se necessario, aggiungi altro olio, quindi unisci l'aglio, il jalapeño e i peperoni e fai cuocere per diversi minuti. • Unisci i pomodori con la loro acqua, il brodo, lo zafferano, il cumino, il sale e il cavolfiore. Mescola bene. • Fai bollire su fuoco vivace, coperto, per 10 minuti; quindi aggiungi i piselli e fai cuocere per qualche altro minuto.		

Informazioni nutrizionali

Calorie	257	249	238
Grassi	10 g	9,5 g	8 g
Carboidrati	28 g	25 g	20 g
Proteine	13 g	13 g	15 g

Tempo di preparazione: 30 minuti - Porzioni: 4

Spiedini di pollo all'aglio e peperoncino

	Tipo proteico	Tipo misto	Tipo carbo
Ingredienti	• 6 spiedini di legno, ammollati in acqua fredda per 30 minuti • 30 ml di olio extravergine di oliva • 5 g di peperoncini rossi, privati dei semi e tritati finemente • 4 spicchi d'aglio finemente tritati • 90 ml di succo di limone		
	• 2 cosce di pollo a dadini	• 1 petto di pollo a dadini • 1 coscia di pollo a dadini	• 2 petti di pollo a dadini
Preparazione	• Preriscalda il forno ventilato a 180°C oppure scalda la griglia per il barbecue al calore massimo. • Per preparare la salsa all'aglio e peperoncino, mescola assieme olio, peperoncino, aglio e succo di limone in una scodella piccola. Lascia riposare per qualche minuto. • Infila il pollo a cubetti sugli spiedini e disponili uno accanto all'altro su un vassoio da forno rivestito con carta da forno. Versa la salsa a base di aglio e peperoncino sul pollo, ricoprendolo bene. • Cuoci gli spiedini nel forno per 30-40 minuti o fino a completa cottura del pollo. Se usi il barbecue, cuoci il pollo per 5-6 minuti da ciascuno lato. Servi in tavola.		

Informazioni nutrizionali

Calorie	153	149	145
Grassi	2,5 g	2 g	1,4 g
Carboidrati	7 g	6,8 g	6,4 g
Proteine	27 g	27 g	26,5 g

Tempo di preparazione: 45 minuti - Porzioni: 2

Pollo Larb Gai

	Tipo proteico	Tipo misto	Tipo carbo
Ingredienti	• 15 ml di olio • 1 peperoncino tritato • 1 spicchio d'aglio finemente tritato • 250 ml di brodo di pollo • 2,5 g di pasta di curry rosso tailandese • 10 ml di colatura di alici oppure 5 g di sale marino • 60 ml di succo di limone • 10 g di foglie di menta fresca tritate finemente • 1 mazzetto di coriandolo fresco tritato finemente • 1 cipolla rossa tritata finemente		
	• 3 cosce di pollo	• 2 petti di pollo • 1 coscia di pollo	• 3 petti di pollo
Preparazione	• Trita la carne di pollo in un robot da cucina. • Scalda l'olio in una padella grande su fuoco medio-alto. Unisci olio, peperoncino e aglio e fai saltare per 1 minuto. Aggiungi il pollo macinato e cuocilo, mescolando bene, facendo attenzione a rompere i blocchi più grandi. • Unisci il brodo di pollo e fai sobbollire per 8-10 minuti, o finché il liquido è stato completamente assorbito. Unisci la pasta di curry rosso, la colatura di alici (o il sale marino), il succo di limone e fai cuocere per altri 2-3 minuti. • Togli la padella dal fuoco, aggiungi la menta e il coriandolo, mescolando bene. • Fai riposare coperto per altri 2 minuti, prima di servire.		

Informazioni nutrizionali

Calorie	171	165	156
Grassi	3 g	2,2 g	1,5 g
Carboidrati	12 g	12 g	10 g
Proteine	25 g	25 g	25 g

Tempo di preparazione: 20 minuti - Porzioni: 3

Cotoletta di pollo alle nocciole

	Tipo proteico	Tipo misto	Tipo carbo
Ingredienti	• 50 di nocciole tritate • Sale marino a piacere		
	• 2 cosce di pollo • 2 uova sbattute	• 1 petto di pollo • 1 coscia di pollo • 1 uovo sbattuto	• 2 petti di pollo • 1 uovo sbattuto
Preparazione	• Preriscalda il fondo ventilato a 180°C. • Metti i petti o le cosce di pollo tra due pezzi di carta da forno. Con il pestacarne, o con l'estremità di un mattarello, appiattisci la carne fino a un 1 cm di spessore. • Metti l'uovo sbattuto in una terrina di dimensioni medie e le nocciole tritate su un piatto grande. Immergi ciascun petto di pollo nell'uovo sbattuto, rivestendolo bene, quindi passalo nelle nocciole tritate, girandolo per rivestirlo da ogni lato. • Adagia il pollo in una teglia rivestita con carta da forno e cuocilo in forno per 30-40 minuti o finché è ben cotto. • Servi con insalata o con verdure al vapore.		

Informazioni nutrizionali

Calorie	150	146	142
Grassi	3,1 g	2,3 g	1,2 g
Carboidrati	19,3 g	17,3 g	15,7 g
Proteine	14,8 g	13,5 g	11,5 g
Tempo di preparazione: 50 minuti - Porzioni: 2			

Satay di pollo piccante al coriandolo

	Tipo proteico	Tipo misto	Tipo carbo
Ingredienti	• 6 spiedini di legno, ammollati in acqua fredda per 30 minuti • Marinata: • 15 ml di olio extravergine di oliva • 60 ml di succo di limone • 1 cipolla tritata • 2 spicchi d'aglio • 15 g di foglie di coriandolo fresco • 10 g di curcuma in polvere • 9 g di peperoncino in polvere • 9 g di garam masala • 6 g di semi di coriandolo macinati		
	• 2 cosce di pollo a dadini	• 1 petto di pollo a dadini • 1 coscia di pollo a dadini	• 2 petti di pollo a dadini
Preparazione	• Metti l'olio di oliva, il succo di limone, gli spicchi d'aglio, il coriandolo, la curcuma, il garam masala e i semi di coriandolo macinati in un frullatore e mescola il tutto ad alta velocità fino a ottenere un composto omogeneo. • Infila il pollo sugli spiedini di legno e disponili in un piatto, quindi versaci sopra la marinata, girando gli spiedini in modo da rivestire bene il pollo. Copri il piatto e mettilo in frigo per 1-2 ore. • Preriscalda il fondo ventilato a 180°C. • Metti gli spiedini in una teglia rivestita con carta da forno, spennellandoli con la marinata. Cuoci in forno per 20-30 minuti, finché il pollo è ben cotto. Servi in tavola.		

Informazioni nutrizionali

Calorie	190	183,5	175
Grassi	7 g	5,2 g	4 g
Carboidrati	8 g	8 g	7 g
Proteine	23 g	21,3 g	20 g

Tempo di preparazione: 120 minuti - Porzioni: 2

Grigliata alla giamaicana

	Tipo proteico	Tipo misto	Tipo carbo
Ingredienti	• 90 g di salsa giamaicana (jerk) • 60 g di aglio tritato o in polvere • 60 g di cipolla tritata • 60 g di cipolla essiccata tritata o in polvere • 10 g di pepe di Giamaica • 5 g di peperoncini rosso essiccato in polvere • 2 peperoni bianchi ungheresi • 1 bustina di stevia e/o un altro dolcificante • 15 g di succo di canna da zucchero biologico essiccato • 9 g di timo • 6 g di cannella in polvere • 2 g di noce moscata macinata • 2 g di peperoncino habanero in polvere • Scorza grattugiata di 2 limoni (senza la parte bianca). • Conservare nel frigo in un contenitore chiuso per 1 mese al massimo.		
	• 2 mezzi polli da griglia, solo le carni scure • 15 g di olio di cocco o di burro crudo biologico	• 2 mezzi polli da griglia, carni chiare e scure • 15 g di olio di cocco o di burro crudo biologico	• 2 mezzi polli da griglia, solo le carni chiare • 7 g di olio di cocco o di burro crudo biologico
Preparazione	• Scalda la griglia sul fornello o, meglio, il barbecue. • Strofina i mezzi polli con poco olio e quindi cospargili completamente con il condimento giamaicano. • Cuoci sulla griglia o alla piastra, finché il pollo è ben cotto, per circa 1 ora - 1 ora e mezzo.		

Informazioni nutrizionali

Calorie	232	215	196
Grassi	11 g	8 g	5 g
Carboidrati	0 g	0 g	0 g
Proteine	31 g	33 g	35 g

Tempo di preparazione: 90 minuti - Porzioni: 5

Cotolette di tacchino veloci

	Tipo proteico	Tipo misto	Tipo carbo
Ingredienti	• 7 g di sale marino o sale grigio • 4-6 macinate di pepe nero fresco • 60 ml di succo di limone • 2 g di rosmarino fresco o secco macinato		
	• 25 g di olive verdi tagliate a metà • 600 g di cosce di tacchino biologico disossate • 20 g di burro crudo o biologico o di olio di cocco	• 15 g di olive verdi tagliate a metà • 600 g di cosce di tacchino disossate • 20 g di burro o di olio di cocco	• 5 g di capperi • 450 g di petto di tacchino tagliato a metà • 10 g di burro o di olio di cocco
Preparazione	• Metti il tacchino disossato tra due fogli di carta da forno o di pellicola e battilo con il lato piatto della lama di un grosso coltello o con un batticarne, fino a ottenere uno spessore di circa 3 mm. Cospargi con sale e pepe. • Metti sul fuoco una padella su fuoco medio-alto e scaldala bene. Unisci il burro e fai rosolare rapidamente le fette di tacchino, fino a dorarle, Gira ogni tanto e fai cuocere per 1 minuto. • Condisci con rosmarino e aggiungi succo di limone e olive. Cuoci per qualche altro minuto e quindi trasferisci le fette di tacchino sul piatto di portata. • Scalda la salsa, deglassando eventuali pezzetti di tacchino sul fondo della padella, finché la salsa è ridotta a circa 30 ml. Versa sul tacchino e servi immediatamente.		

Informazioni nutrizionali

Calorie	387	275	210
Grassi	15 g	13 g	6 g
Carboidrati	5 g	4 g	4 g
Proteine	50 g	36 g	30 g
Tempo di preparazione: 10 minuti - Porzioni: 4			

Caesar salad con pollo alla griglia

	Tipo proteico	Tipo misto	Tipo carbo
Ingredienti	• 1 g di mix di erbe aromatiche essiccate per insalata • 1 g di pepe nero macinato fresco		
	• 1,8 kg di cosce di pollo biologico • 600 g di spinaci tagliati • 500 g di sedano tritato • 60 ml di condimento per Caesar salad pronto • 25 g di parmigiano o pecorino grattugiato • 9 g di capperi	• Petto e cosce completi di 2 polli da allevamento biologico • 1 grosso cespo di lattuga romana tagliato a pezzi • 60 ml di condimento per Caesar salad pronto • 25 g di parmigiano o pecorino grattugiato • 8 g di capperi	• 2 petti di pollo interi da allevamento biologico • 1 grosso cespo di lattuga romana tagliato a pezzi • 30 ml di condimento per Caesar salad pronto • 12 g di parmigiano o pecorino grattugiato • 15 g di capperi
Preparazione	• Preriscalda la griglia. Taglia i petti di pollo a fette e le cosce a pezzetti trasversali da 2-3 cm. Condisci con il mix di erbe aromatiche e pepe. Cuoci i pezzi di pollo su una griglia aperta per 3-4 minuti o finché sono ben dorati. Togli dal forno e lascia raffreddare. • Nel frattempo, lava e scola la lattuga. Tagliala a pezzi grandi e mettila in un'insalatiera. • Unisci i restanti ingredienti, eccetto 30 g di formaggio e mescola bene il tutto. Unisci i pezzi di pollo alla griglia e il resto del formaggio.		

Informazioni nutrizionali

Calorie	300	265	200
Grassi	20 g	11 g	6 g
Carboidrati	8 g	9 g	5 g
Proteine	22 g	32 g	30 g
Tempo di preparazione: 10 minuti - Porzioni: 4			

Insalata di tacchino arrosto e tomatillo

	Tipo proteico	Tipo misto	Tipo carbo
Ingredienti	• 130 g di patate messicane a dadini • 50 g di cimette di broccoli tritate • 2 cipollotti o scalogni medi affettati • 30 g di coriandolo o prezzemolo fresco tritato • 45 ml di succo di limone • 120 ml di salsa di tomatillo e olive verdi • 4-5 macinate di pepe nero fresco		
	• 800 g di carne scura di tacchino disossata cotta a pezzetti • 150 g di sedano finemente tritato • 40 g di olive verdi ripiene con peperoncino tritate	• 600 g di carne di tacchino disossata cotta a pezzetti • 50 g di sedano finemente tritato • 30 g di olive verdi ripiene con peperoncino tritate	• 400 g di carne chiara di tacchino disossata cotta a pezzetti
Preparazione	• Mescola il tacchino cotto, le patate americane, il sedano, i broccoli, i cipollotti, le olive, il coriandolo e il prezzemolo in una terrina grande. • Unisci il succo di limone alla salsa con le olive verdi e versa il tutto sull'insalata. Mescola bene. • Servi adagiato su foglie di lattuga.		

Informazioni nutrizionali

Calorie	388	299	233
Grassi	24 g	14 g	9 g
Carboidrati	12 g	11 g	8 g
Proteine	40 g	31 g	22 g
Tempo di preparazione: 5 minuti - Porzioni: 4			

Hamburger di tacchino al dragoncello

	Tipo proteico	Tipo misto	Tipo carbo
Ingredienti	• 4,5 g di dragoncello fresco o essiccato • 1 g di mix di erbe aromatiche essiccate per insalata o 3 g di sale marino • 3 macinate di pepe nero fresco • 2 uova grandi		
	• 600 g di macinato di tacchino biologico • 15 ml di senape di Digione • 50 g di sedano finemente tritato • 35 g di cipolla rossa tritata	• 450 g di macinato di tacchino biologico • 10 ml di senape di Digione • 60 g di zucchine grossolanamente tritate • 35 g di cipolla rossa tritata	• 450 g di macinato di tacchino biologico • 15 ml di senape di Digione • 90 g di zucchine grossolanamente tritate • 70 g di cipolla rossa tritata
Preparazione	• Preriscalda la griglia. In un'insalatiera, unisci il macinato di tacchino a zucchine, cipolle, dragoncello, senape, mix di erbe aromatiche, pepe e uova. Mescola bene. • Forma gli hamburger e mettili sulla piastra. Cuoci per 5 minuti da ciascun lato finché sono ben dorati. • Servi immediatamente.		

Informazioni nutrizionali

Calorie	259	216	221
Grassi	14 g	12 g	12 g
Carboidrati	2 g	2 g	3 g
Proteine	28 g	23 g	24 g

Tempo di preparazione: 15 minuti - Porzioni: 4

Uova ripiene semplici

	Tipo proteico	Tipo misto	Tipo carbo
Ingredienti	• 6 uova biologiche grandi • 70 g di maionese • 10 di senape di Digione (o della tua senape preferita) • 1 g di mix di erbe aromatiche per insalata • 2-3 macinate di pepe nero fresco • Paprica e aneto per guarnire		
	• 2 acciughe o fette di bacon, mescolate con spinaci cotti (per il ripieno) • Condisci il ripieno con le erbe aromatiche, sale e pepe	• Unisci le verdure e la carne (per il ripieno) • Condisci il ripieno con le erbe aromatiche, sale e pepe	• Macinato di carne magra con verdure cotte per il ripieno • Condisci il ripieno con le erbe aromatiche, sale e pepe
Preparazione	• Porta a ebollizione dell'acqua in una casseruola media su fuoco vivace. Metti le uova nell'acqua bollente e abbassa il fuoco. Cuoci leggermente, per 5-6 minuti circa. Scola l'acqua calda e sostituiscila con acqua fredda, per raffreddare le uova. • Quando sono abbastanza fredde per maneggiarle, sguscia le uova e tagliale a metà nel senso della lunghezza. Metti i tuorli in una scodella. Metti gli albumi vuoti sul piatto di portata. • Schiaccia i tuorli con la forchetta, fino a ottenere un composto omogeneo. Se le uova sono ben sode, puoi passarle a un setaccio fine, ma evita di usare il frullatore, che le renderebbe gommose. Aggiungi maionese, senape, sale e pepe. Sbatti rapidamente con la frusta per mescolare e montare il composto. A questo punto, aggiungi altri ingredienti del ripieno a piacere. • Riempi i mezzi bianchi d'uovo sodi con un cucchiaino, modellando in modo decorativo i tuorli spumosi. Cospargi l'aneto e la paprica su ciascun uovo ripieno. • Servi immediatamente o copri e metti nel frigo.		

Informazioni nutrizionali

Calorie	82	77	73
Grassi	8 g	5 g	3 g
Carboidrati	1 g	4 g	7 g
Proteine	6 g	6 g	6 g

Tempo di preparazione: 20 minuti - Porzioni: 6

Quiche senza crosta

	Tipo proteico	Tipo misto	Tipo carbo
Ingredienti	• 10 g di burro biologico o di olio di cocco • ½ cipolla rossa piccola tagliata a pezzetti • 120 g di cimette di broccoli • 7 g di prezzemolo tritato • 3 g di basilico secco • 4 uova medie intere • 120 ml di latte intero • 5 ml di senape di Digione • Sale e pepe a piacere • 30 g di farina senza glutine		
	• 4 fette di bacon di tacchino o 70 g di carne di tacchino avanzata o di salmone • 70 g di formaggio crudo biologico a piacere a dadini	• 70 g di formaggio crudo biologico a piacere a dadini	• 15 g di parmigiano o pecorino a scaglie, da cospargere sopra
Preparazione	• Preriscalda il forno a 180°C. • Fai saltare la cipolla rossa e i broccoli nel burro in una padella su fuoco medio. Unisci il prezzemolo e il basilico tritato e mescola bene. Spegni il fuoco. • Sbatti le uova in una terrina con latte, farina, senape di Digione, sale e pepe. Metti il tutto in una piccola teglia imburrata. Cospargi con il formaggio e cuoci in forno per 15-18 minuti, fino a cottura ultimata. • Togli dal forno, taglia a fette e servi in tavola.		

Informazioni nutrizionali

Calorie	215	180	153
Grassi	14 g	11 g	9 g
Carboidrati	8 g	8 g	8 g
Proteine	14 g	12 g	10 g
Tempo di preparazione: 30 minuti - Porzioni: 4			

Insalata di uova e carciofi

	Tipo proteico	Tipo misto	Tipo carbo
Ingredienti	• 4 uova alla coque (bollite per 5 minuti) • 400 g di cuori di carciofo in scatola, scolati e tagliati in quarti • 1 cipollotto medio, solo la parte bianca tagliata • 2,5 g di capperi scolati (facoltativo)		
	• 2 filetti di acciughe tritate o pasta di acciughe (facoltativo) • 70 g di maionese o di salsa remoulade con senape di Digione	• 1 filetto di acciughe tritato o pasta di acciughe • 70 g di maionese o di salsa remoulade con senape di Digione	• 50 g di maionese o metà maionese e metà yogurt magro
Preparazione	• Sguscia le uova, tagliale e mettile in un'insalatiera. Unisci i cuori di carciofo tagliati in quarti, il cipollotto e la maionese o la remoulade; mescola bene il tutto. • Completa con le acciughe tritate o la pasta di acciughe e i capperi, se lo desideri. Servi immediatamente se gli ingredienti sono già freddi oppure metti in frigo per 10-15 minuti.		

Informazioni nutrizionali

Calorie	118	114	100
Grassi	6 g	6 g	4 g
Carboidrati	5 g	5 g	7 g
Proteine	10 g	9 g	8 g

Tempo di preparazione: 10 minuti - Porzioni: 4

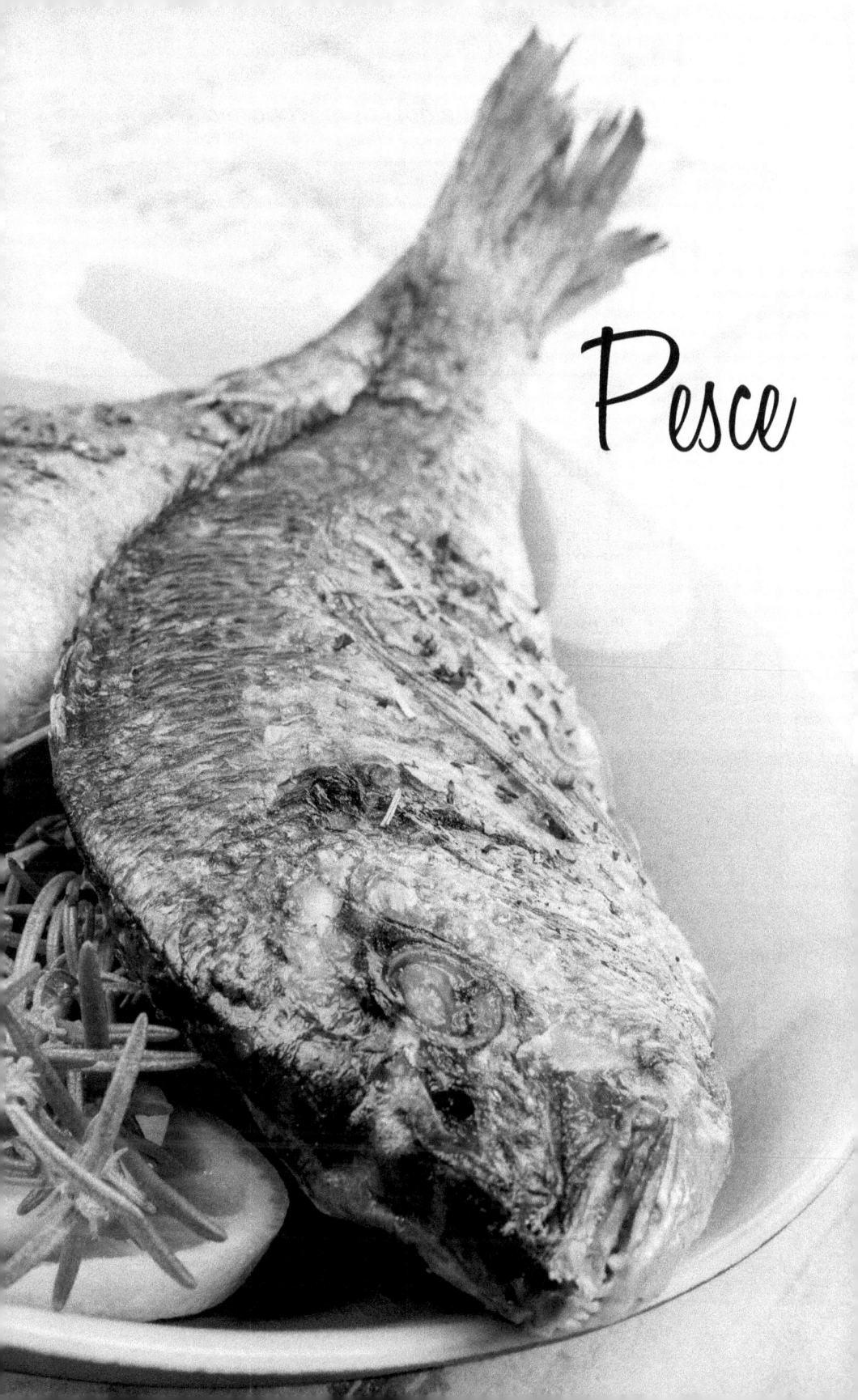

Pesce

Filetti di pesce con salsa alle noci di macadamia

	Tipo proteico	Tipo misto	Tipo carbo
Ingredienti	• 40 g di noci di macadamia tagliate a metà • 10 g di coriandolo fresco tritato • 10 g di prezzemolo fresco tritato • 15 ml di olio extravergine di oliva		
	• 450 g di filetti di salmone • 1 avocado sbucciato, privato dei semi e tagliato a dadini • 1 pomodoro medio a pezzetti	• 450 g di filetti di pesce azzurro • 1 avocado sbucciato, privato dei semi e tagliato a dadini • 1 pomodoro medio a pezzetti	• 450 g di filetti di pesce azzurro • ½ avocado sbucciato, privato dei semi e tagliato a dadini • 2 pomodori medi a pezzetti
Preparazione	• Preriscalda la griglia a calore medio. • Condisci leggermente il pesce con sale marino (se lo desideri) e pepe nero macinato fresco. • Cuoci il pesce sulla griglia per circa 3-4 minuti (girandolo una volta) o fino a quando diventa facile staccarne la carne con una forchetta. • Per la salsa, mescola le noci di macadamia, l'avocado, il coriandolo fresco e il prezzemolo assieme in una terrina media. • Aggiungi un po' d'olio di oliva. • Servi la salsa assieme al pesce. • NOTA: il pesce può essere cotto sulla piastra su fuoco vivace per 4-6 minuti (girandolo una volta) invece che grigliato.		

Informazioni nutrizionali

Calorie	513	506	501
Grassi	33,6 g	28,1 g	25,2 g
Carboidrati	12 g	10 g	7,9 g
Proteine	45,2 g	45 g	41,7 g
Tempo di preparazione: 15 minuti - Porzioni: 2			

Salmone con salsa cremosa al cocco

	Tipo proteico	Tipo misto	Tipo carbo
Ingredienti	• 1,5 g di sale marino (facoltativo) • 0,5 g di pepe nero macinato fresco • 1 grosso scalogno tritato • 3 spicchi d'aglio tritati • Scorza di un limone • Succo di un limone • 120 ml di latte di cocco • 7 g di basilico fresco tritato		
	• 15 ml di olio di cocco • 450 g di filetti di salmone	• 10 ml di olio di cocco • 450 g di filetti di salmone	• 5 ml di olio di cocco • 220 g di filetto di trota
Preparazione	• Preriscalda il forno a 180°C. • Adagia il salmone in una teglia bassa, cospargendo entrambi i lati con sale marino e pepe nero macinato fresco. • Scalda una padella media su fuoco moderato. Quando la padella è calda, aggiungi l'olio di cocco, l'aglio e gli scalogni. Fai saltare finché aglio e scalogni si ammorbidiscono, per circa 3-5 minuti. • Aggiungi la scorza e il succo di limone, nonché il latte di cocco e porta il tutto a leggera ebollizione. • Abbassa il fuoco e unisci il basilico. • Versa sul salmone e cuoci in forno scoperto per circa 10-20 minuti o finché il salmone ha raggiunto la temperatura desiderata.		

Informazioni nutrizionali

Calorie	118	114	100
Grassi	12 g	8 g	4 g
Carboidrati	5 g	5 g	7 g
Proteine	10 g	10 g	5 g

Tempo di preparazione: 40 minuti - Porzioni: 2

Samone/halibut kabayaki

	Tipo proteico	Tipo misto	Tipo carbo
Ingredienti	• 60 ml di aceto di prugne umeboshi • 60 ml di nettare di agave o miele		
	• 30 ml di olio extravergine di oliva • 450 g di salmone tagliato in 4 filetti	• 30 ml di olio extravergine di oliva • 450 g di salmone tagliato in 4 filetti	• 15 ml di olio extravergine di oliva • 450 g di halibut tagliato in 4 filetti
Preparazione	• In una piccola casseruola su fuoco medio, mescola l'aceto di umeboshi e il nettare di agave. • Quando la salsa kabayaki comincia a sobbollire, abbassa il fuoco e cuoci a fuoco lento per 4-5 minuti, finché è abbastanza densa da aderire al retro di un cucchiaio. • Metti gli oli in una padella grande per frittura su fuoco vivace. • Metti il pesce nella padella, facendo in modo che i filetti non si tocchino fra loro. • Friggi per 2 minuti, finché il lato inferiore è ben dorato. • Spennella i filetti di pesce con la salsa kabayaki. • Gira il salmone e spennella l'altro lato del filetto, quindi friggi per un altro minuto o due, finché il pesce si stacca facilmente con la forchetta ed è completamente cotto.		

Informazioni nutrizionali

Calorie	233	233	214
Grassi	17 g	17 g	13 g
Carboidrati	21 g	21 g	18,5 g
Proteine	22 g	22 g	21 g

Tempo di preparazione: 15 minuti - Porzioni: 2

Crespelle con salmone affumicato e asparagi

	Tipo proteico	Tipo misto	Tipo carbo
Ingredienti	• 12 punte di asparagi • 12 uova		
	• 220 g di salmone selvaggio affumicato • ½ cipolla rossa tritata finemente	• 170 g di salmone selvaggio o tonno affumicato • ½ cipolla rossa tritata finemente	• 110 g di tonno affumicato • 1 cipolla rossa tritata finemente
Preparazione	• Taglia o rompi l'estremità degli asparagi, a circa 5-10 cm dal fondo. In acqua bollente o nel microonde, cuoci gli asparagi per 3-5 minuti finché cominciano ad ammorbidirsi. • Sbatti le uova con la frusta. Scalda una padella di circa 25 cm di diametro, o più piccola, con un po' d'olio o di burro e versaci 2-3 cucchiaiate di uovo, facendo ruotare la padella in modo da distribuire uniformemente l'uovo in uno strato sottile. • Fai cuocere l'uovo per circa 1 minuto, finché si assoda, quindi fallo scivolare su un piatto. Continua finché le uova sono terminate. • Stendi una crespella su una superficie piatta. • Su un lato della crespella, adagia il salmone o il tonno con le punte di asparagi e le fette di cipolla. • Arrotola la crespella. • Ripeti per le tutte le crespelle e le cime di asparagi rimanenti.		

Informazioni nutrizionali

Calorie	334	334	307
Grassi	21 g	21 g	15,8 g
Carboidrati	5 g	5 g	4,2 g
Proteine	30 g	30 g	28 g

Tempo di preparazione: 20 minuti - Porzioni: 4

Gamberi al curry

	Tipo proteico	Tipo misto	Tipo carbo
Ingredienti	• 4 spicchi d'aglio • 4 g di zenzero fresco tritato • 1 g di cumino • 1 g di coriandolo secco • 1 g di curcuma • 1 mazzetto di coriandolo fresco tritato finemente • 45 ml di succo di lime appena spremuto		
	• 450 g di gamberi grandi puliti • 60 ml di olio extravergine di oliva • ½ cipolla media tritata • 100 g di pomodori frullati	• 450 g di gamberi grandi puliti o di tranci di pesce leggero • 30 ml di olio extravergine di oliva • 1 cipolla media tritata • 100 g di pomodori frullati	• 450 g di filetti di pesce leggero in tranci • 30 ml di olio extravergine di oliva • 2 cipolle medie tritate • 100 g di pomodori frullati
Preparazione	• Scalda l'olio in una casseruola grande. • Fai saltare l'aglio e la cipolla su fuoco basso finché si ammorbidiscono, per circa 10-15 minuti. • Unisci pomodori, zenzero, cumino, coriandolo secco e curcuma; cuoci per 5 minuti. • Adagia i gamberi nella salsa che sta sobbollendo e cuoci per 10 minuti circa, fino a cottura ultimata. • Unisci il coriandolo fresco. • Togli dal fuoco e aggiungi il succo di lime.		

Informazioni nutrizionali

Calorie	276	259	242
Grassi	14 g	12 g	11 g
Carboidrati	12 g	13 g	14 g
Proteine	25 g	25 g	24 g
Tempo di preparazione: 30 minuti - Porzioni: 4-6			

Gamberi e avocado in stile tropicale

	Tipo proteico	Tipo misto	Tipo carbo
Ingredienti	• ½ mango maturo sbucciato e tagliato a pezzi • 60 ml di succo di lime fresco (circa 2 lime) • 60 ml + 15 ml di olio extravergine di oliva • 1,5 g di sale marino • 2 g di cumino • 6 ravanelli affettati finemente • 7 g di coriandolo fresco tritato grossolanamente		
	• 450 g di gamberi crudi puliti • ½ peperoncino jalapeño, privato dei semi e della membrana • 2 avocado tagliati a pezzetti • ½ cipolla rossa tritata finemente	• 450 g di gamberi crudi puliti o di tranci di pesce leggero • 1 peperoncino jalapeño, privato dei semi e della membrana • 2 avocado tagliati a pezzetti • ½ cipolla rossa tritata finemente	• 450 g di tranci di pesce leggero • 1 peperoncino jalapeño, privato dei semi e della membrana • 1 avocado tagliato a pezzetti • 180 g di asparagi freschi cotti al vapore • 1 cipolla rossa tritata finemente
Preparazione	• In un frullatore o in un robot da cucina, prepara una crema di mango, jalapeño, succo di lime, olio di oliva e sale. Lascia riposare nel frigo. • Cospargi la carne con il cumino, quindi falla saltare o cuocila sulla griglia o sulla piastra per circa 5 minuti, fino a cottura ultimata. • In una terrina grande, mescola la carne, l'avocado, i ravanelli, la cipolla rossa e il coriandolo. • Mescola con il condimento e servi freddo o a temperatura ambiente.		

Informazioni nutrizionali

Calorie	376	372	354
Grassi	21 g	20,1 g	17,5 g
Carboidrati	18 g	18 g	16 g
Proteine	32 g	32 g	30,4 g
Tempo di preparazione: 25 minuti - Porzioni: 4			

Halibut con salsa al burro

	Tipo proteico	Tipo misto	Tipo carbo
Ingredienti	• 1 scalogno tritato finemente • 120 ml di vino bianco secco • 120 ml di brodo vegetale o di pollo • 1 limone		
	• 450 g di salmone, alto circa 2-3 cm • 90 g di burro • 5 g di prezzemolo finemente tritato	• 450 g di halibut, alto circa 2-3 cm • 75 g di burro • 5 g di prezzemolo finemente tritato	• 450 g di halibut, alto circa 2-3 cm • 45 g di burro • 10 g di prezzemolo finemente tritato
Preparazione	• Tampona l'halibut per asciugarlo bene e condiscilo leggermente con sale e pepe. Scalda 15 g di burro in una padella su fuoco medio, quindi aggiungi l'halibut. • Dopo circa 2 minuti, il burro comincerà a scurirsi; aggiungi altri 15 g di burro e lo scalogno. • Unisci il vino e alza leggermente il fuoco, facendo evaporare l'alcol su fuoco vivace per tre minuti. • Aggiungi il brodo di pollo e continua a cuocere per altri 4-5 minuti, bagnando il pesce con qualche cucchiaiata di brodo. • Riduci il fuoco al livello medio-basso e unisci il prezzemolo. Aggiungi il resto del burro a pezzetti. • Copri la padella e cuoci per 3-6 minuti, finché l'halibut è completamente cotto e la sua carne si stacca facilmente. • Servi con uno spicchio di limone.		

Informazioni nutrizionali

Calorie	682	682	537
Grassi	41 g	41 g	32,8 g
Carboidrati	3 g	3 g	2,1 g
Proteine	62 g	62 g	57,92 g

Tempo di preparazione: 20 minuti - Porzioni: 2

Halibut in crosta di mandorle al salame piccante

	Tipo proteico	Tipo misto	Tipo carbo
Ingredienti	• 50 g circa di salame piccante o chorizo • 35 g di mandorle sbianchite e spellate		
	• 2 filetti di salmone senza pelle di circa 220 g ciascuno • 5 g di prezzemolo tritato grossolanamente	• 2 filetti di halibut senza pelle (o altro pesce azzurro) di circa 220 g ciascuno • 5 g di prezzemolo tritato grossolanamente	• 2 filetti di halibut senza pelle (o altro pesce azzurro) di circa 220 g ciascuno • 10 g di prezzemolo tritato grossolanamente
Preparazione	• Preriscalda il forno a 200°C. • In un frullatore, frulla il salame piccante, le mandorle e il prezzemolo, finché le mandorle sono ben sminuzzate. • Cospargi il fondo della padella con un po' di olio di oliva e adagiaci sopra il pesce. • Disponi il composto con il salame piccante sopra al pesce, schiacciandolo e creando uno strato il più spesso possibile, nonché coprendo parzialmente i lati. • Cuoci in forno per 12 minuti o finché la carne del pesce si stacca facilmente con la forchetta. • Per completare, porta il grill del forno al massimo per 2-4 minuti, finché le mandorle sono leggermente dorate.		

Informazioni nutrizionali

Calorie	582	582	583
Grassi	29 g	29 g	28,4 g
Carboidrati	4 g	4 g	4,1 g
Proteine	73 g	73 g	74,2 g

Tempo di preparazione: 25 minuti - Porzioni: 2

Sardine alla griglia con salsa al dragoncello

	Tipo proteico	Tipo misto	Tipo carbo
Ingredienti	• 65 g di pinoli • 1 scalogno tritato finemente • 6 g di scorza di limone • Succo di 1 limone (più altri limoni per guarnire) • 9 g di capperi • 0,5 g di dragoncello tritato finemente, o più a piacere • 100 g di songino, crescione o altre insalate a foglia		
	• 450 g di salmone, alto circa 2-3 cm • 90 g di burro • 5 g di prezzemolo finemente tritato	• 30 g di burro • 12 sardine fresche pulite e squamate	Non idoneo per i tipi carbo
Preparazione	• Preriscalda la griglia su fuoco vivace. • In una padella su fuoco medio, tosta leggermente i pinoli. Fai attenzione: i pinoli si carbonizzano rapidamente! • Togli i pinoli dal fuoco e mettili in una terrina. • Nella stessa padella, sciogli il burro e fai saltare lo scalogno finché si ammorbidisce. • Mescola la scalogno ai pinoli. Unisci la scorza e il succo di limone, i capperi e il dragoncello. • Mescola metà del condimento con l'insalata. • Spennella le sardine con olio di oliva o burro, condisci leggermente con sale e pepe. • Griglia le sardine finché sono leggermente carbonizzate in superficie, circa 2 minuti per lato. • Disponi le sardine sull'insalata. Aggiungi il resto del condimento e servi con spicchi di limone.		

Informazioni nutrizionali

Calorie	179	179	NA
Grassi	9 g	9 g	NA
Carboidrati	0 g	0 g	NA
Proteine	20 g	20 g	NA
Tempo di preparazione: 20 minuti - Porzioni: 2			

Tacos di pesce con salsa agli agrumi

	Tipo proteico	Tipo misto	Tipo carbo
Ingredienti	<ul><li>30 g di condimento "lemon pepper" (se non lo trovi, puoi prepararlo a casa con pepe, scorza di limone, sale)</li><li>Olio extravergine di oliva per condire</li><li>Foglie di lattuga per avvolgere il pesce e/o cappuccio affettato finemente da servire come contorno</li><li>Avocado a fette per guarnire (facoltativo)</li><li>3 lime grandi o 4 piccoli (per la scorza e il succo)</li><li>2 spicchi d'aglio finemente tritati</li></ul>		
	<ul><li>900 g di salmone</li><li>½ cipolla rossa o bianca tritata finemente</li><li>240 g di maionese</li></ul>	<ul><li>900 g di pesce (merluzzo, halibut o altro pesce azzurro va bene)</li><li>1 cipolla rossa o bianca tritata finemente</li><li>240 g di maionese</li></ul>	<ul><li>900 g di pesce (merluzzo, halibut o altro pesce azzurro va bene)</li><li>1 cipolla rossa o bianca tritata finemente</li><li>120 g di maionese</li></ul>
Preparazione	<ul><li>Condisci il pesce con il lemon pepper e cospargi con olio di oliva.</li><li>Il pesce può essere cotto in padella, alla piastra o alla griglia, circa 4 minuti per lato.</li><li>Mentre il pesce sta cuocendo, con una grattugia, stacca la parte verde della buccia dei lime, per ottenere lo zest. Taglia a metà i lime e spremine il succo.</li><li>Mescola assieme la maionese, l'aglio e lo zest.</li><li>Unisci lentamente il succo di lime, finché il sapore e la consistenza del condimento sono di tuo gusto.</li></ul>		

Informazioni nutrizionali

Calorie	691	694	621
Grassi	55,6 g	56,2 g	47,3 g
Carboidrati	11 g	11,45 g	10,3 g
Proteine	43 g	43 g	42,1 g
Tempo di preparazione: 20 minuti - Porzioni: 4			

Filetti di platessa in crosta alle mandorle

	Tipo proteico	Tipo misto	Tipo carbo
Ingredienti	• 450 g di filetti di platessa (si può usare anche la sogliola) • 130 g di farina di mandorle • Sale marino (facoltativo) • Pepe nero macinato fresco • 1 uovo sbattuto		
	Non idoneo per i tipi proteici	• 15 ml di olio di cocco	• 7 ml di olio di cocco
Preparazione	• Risciacqua i filetti di platessa e asciugali con un foglio di carta cucina. • Condisci la farina di mandorle con sale marino (facoltativo) e pepe nero macinato; mescola bene. • Immergi ciascun filetto nell'uovo e quindi passalo nella miscela di farina di mandorle. Rivesti bene ogni filetto. • Nel frattempo, scalda una padella media su fuoco medio-alto. Quando la padella è calda, aggiungi l'olio di cocco. • Friggi i filetti di pesce nell'olio di cocco per 2-3 minuti per lato o fino a quando la carne si stacca facilmente con una forchetta.		

Informazioni nutrizionali

Calorie	NA	232,2	224
Grassi	NA	8,9 g	7,6 g
Carboidrati	NA	14,7 g	13,3 g
Proteine	NA	25,7 g	23,7 g

Tempo di preparazione: 15 minuti - Porzioni: 2

Salmone in crosta alle mandorle

	Tipo proteico	Tipo misto	Tipo carbo
Ingredienti	• 350 g di filetti di salmone, con la pelle • 70 g di farina di mandorle • 1 g di coriandolo macinato • 1 g di cumino macinato • Succo di 1 limone • Sale marino e pepe nero macinato fresco • Alcuni rametti di coriandolo fresco		
	• 30 ml di olio di cocco	• 15 ml di olio di cocco	Non idoneo per i tipi carbo
Preparazione	• Preriscalda il forno a 180°C. • Mescola la farina di mandorle, il coriandolo e il cumino in una scodella piccola. • Cospargi il salmone con succo di limone e condisci con sale e pepe. • Rivesti ciascun filetto con la miscela di farina di mandorle (da entrambi i lati). • Adagia il salmone con la pelle rivolta verso il basso in una teglia leggermente unta con olio di cocco. • Cuoci in forno per 12-15 minuti o finché la carne del salmone si stacca facilmente con la forchetta. • Prima di servire, guarnisci con foglie di coriandolo fresco.		
Informazioni nutrizionali			
Calorie	320	220	NA
Grassi	12 g	6 g	NA
Carboidrati	8 g	8 g	NA
Proteine	35 g	35 g	NA
Tempo di preparazione: 25 minuti - Porzioni: 2			

Branzino al forno con capperi e limone

	Tipo proteico	Tipo misto	Tipo carbo
Ingredienti	• 1 limone • 15 g di capperi sciacquati • 2 rametti di aneto fresco (in alternativa, si può usare quello secco) • Sale marino e pepe nero macinato fresco		
	• 450 g di filetti di salmone	• 450 g di filetti di branzino (va bene anche l'orata o un altro pesce dalla carne soda)	• 450 g di filetti di branzino (va bene anche l'orata o un altro pesce dalla carne soda)
Preparazione	• Preriscalda il forno a 180°C. • Adagia i filetti di pesce in una teglia. • Affetta il limone a fette sottili (da circa 3 mm). • Cospargi il pesce con sale marino e pepe nero macinato fresco. • Guarnisci con capperi e rametti di aneto. Copri con fette di limone fresco. • Cuoci in forno per 10-15 minuti, fino che la carne del pesce si stacca facilmente con la forchetta.		

Informazioni nutrizionali

Calorie	350	243	243
Grassi	12 g	5 g	5 g
Carboidrati	12 g	12 g	12 g
Proteine	48 g	41 g	41 g
Tempo di preparazione: 25 minuti - Porzioni: 2			

Salmone al lime e chipotle

	Tipo proteico	Tipo misto	Tipo carbo
Ingredienti	• 2-3 lime (1 per ogni filetto di salmone) tagliati a metà • 1,5 g di sale marino (facoltativo) • 0,5 g di peperoncino chipotle macinato		
	• 450 g di filetti di salmone senza pelle • 30 ml di olio di oliva, olio di cocco	• 450 g di filetti di salmone senza pelle • 30 ml di olio di oliva, olio di cocco	• 450 g di filetti di pesce azzurro senza pelle • 15 ml di olio di oliva, olio di cocco
Preparazione	• Preriscalda il forno a 180°C. • Risciacqua il salmone, asciugalo bene e adagialo in una teglia metallica. • Strofina ciascun filetto con olio di oliva o altro grasso a tua scelta e spremi il succo di un lime e mezzo su ogni filetto. • Cospargi i filetti con sale marino (se vuoi) e chipotle, quindi metti mezzo lime su ogni filetto. • Cuoci il salmone per 12-15 minuti o finché la carne si stacca facilmente con la forchetta.		

Informazioni nutrizionali

Calorie	173	173	158
Grassi	7 g	7 g	6,1 g
Carboidrati	4 g	4 g	3,78 g
Proteine	23 g	23 g	20 g

Tempo di preparazione: 20 minuti - Porzioni: 2

Tartare di pesce crudo

	Tipo proteico	Tipo misto	Tipo carbo
Ingredienti	• 45 ml di olio extravergine di oliva • 1 g di wasabi in polvere • 0,3 g di pepe nero macinato		
	• 450 g di salmone freschissimo per sashimi, a cubetti piccoli • 45 ml di olio extravergine di oliva • 20 g di semi di sesamo	• 450 g di tonno freschissimo per sashimi, a cubetti piccoli • 45 ml di olio extravergine di oliva • 10 g di semi di sesamo	• 450 g di tonno freschissimo per sashimi, a cubetti piccoli • 20 ml di olio extravergine di oliva • 15 g di semi di sesamo
Preparazione	• In una terrina, mescola assieme l'olio di oliva, la polvere di wasabi, i semi di sesamo e il pepe nero macinato. • Rivesti bene il pesce crudo con la miscela ottenuta. • Regola il condimento come preferisci aggiungendo un po' di polvere di wasabi o pepe nero.		

Informazioni nutrizionali

Calorie	147	138,6	128
Grassi	14 g	12 g	10 g
Carboidrati	3 g	3 g	3 g
Proteine	8 g	9 g	9 g

Tempo di preparazione: 5 minuti - Porzioni: 4

Ceviche di pesce crudo

	Tipo proteico	Tipo misto	Tipo carbo
Ingredienti	• 1/3 di cipolla rossa tritata finemente • 240 ml di succo di lime fresco • 12 g di peperoncino serrano finemente tritato o 1 peperoncino chili schiacciato • 10 g di sale marino • 50 g di prezzemolo o coriandolo fresco tritato		
	• 450 g di salmone freschissimo per sashimi • 100 g di pomodori a dadini • 50 g di sedano finemente tritato	• 450 g di salmone o tonno freschissimo per sashimi • 200 g di pomodori a dadini	• 450 g di tonno freschissimo per sashimi • 200 g di pomodori a dadini
Preparazione	• Spella il pesce e taglialo a pezzetti da 1-2 cm. Mescola il salmone/tonno, la cipolla rossa tritata, il succo di lime, sale e pepe. Fai marinare per diverse ore o, meglio, per tutta la notte. • 10-15 minuti prima di servire, aggiungi i pomodori tagliati, il coriandolo/prezzemolo e mescola il tutto. Servi accompagnato da lattuga o altra insalata in foglie.		

Informazioni nutrizionali

Calorie	238	205	197
Grassi	10 g	7 g	12 g
Carboidrati	11 g	10 g	10 g
Proteine	26 g	26 g	14 g

Tempo di preparazione: 10 minuti - Porzioni: 4

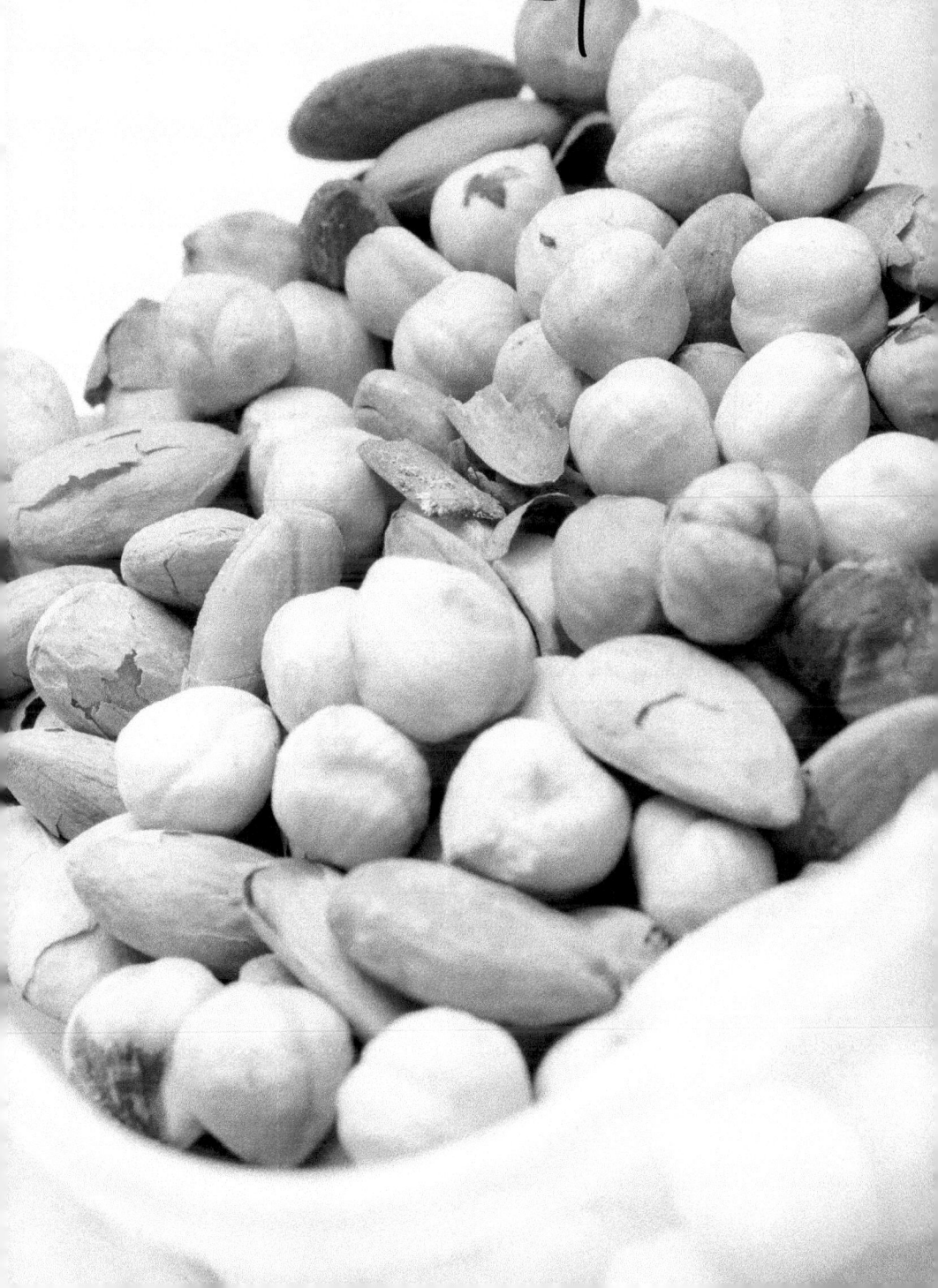

Spuntini

Parfait di kefir

	Tipo proteico	Tipo misto	Tipo carbo
Ingredienti	• 500 ml di kefir • 2 pesche (a fettine) • 150 g di fragole (a pezzetti) • 100 g di mirtilli • 2 banane medie (a pezzetti) • 30 g di miele		
	Questo spuntino non è adatto per il tuo tipo metabolico.	• 5 acini d'uva senza semi, tagliati a metà	• 1 grosso mango
Preparazione	• Versa 45-60 ml di kefir sul fondo della tazza. Unisci qualche goccia di miele al kefir. • Aggiungi un misto di frutta a pezzetti. • Ripeti il procedimento sino a riempire la tazza.		

Informazioni nutrizionali

Calorie	NA	172	167
Grassi	NA	2,4 g	2 g
Carboidrati	NA	38 g	33 g
Proteine	NA	4,8 g	4 g
Tempo di preparazione: 10 minuti - Porzioni: 4			

Frutta secca speziata

	Tipo proteico	Tipo misto	Tipo carbo
Ingredienti	• 135 g di nocciole • 100 g di noci • 1,5 g di sale marino • 0,5 g di cannella • 0,5 g di noce moscata • Scorza di 1 arancia		
	• 15 g di burro biologico	• 15 g di burro biologico	• 7,5 g di burro biologico
Preparazione	• Preriscalda il forno a 190°C. • Disponi le noci su un solo strato in una teglia con il bordo. Abbrustoliscile per 10 minuti. • Quando le noci sono pronte, sciogli il burro in una padella su fuoco medio. Quando il burro comincia a scurirsi, aggiungi sale, cannella, noce moscata e scorza di arancia. • Unisci le noci nella padella e mescola bene. • Servi immediatamente oppure conserva in un contenitore a tenuta stagna fino a una settimana.		

Informazioni nutrizionali

Calorie	187	187	171,4
Grassi	13,4 g	13,4 g	11,8 g
Carboidrati	7,2 g	7,2 g	6,7 g
Proteine	8,5 g	8,5 g	7,2 g
Tempo di preparazione: 20 minuti - Porzioni: 2			

Indivia belga con miele e noci

	Tipo proteico	Tipo misto	Tipo carbo
Ingredienti	• 4-6 cespi di indivia belga • 100 g di noci • 20 g di miele • 2,5 g di timo fresco • Sale marino a piacere		
	• 60 g di burro	• 45 g di burro	• 30 g di burro
Preparazione	• Elimina il primo strato esterno di foglie dell'indivia. Taglia l'indivia nel senso della lunghezza in quattro parti, eliminando il più possibile il centro, che è amaro (senza staccare le foglie). • In una padella grande, sciogli 30 g di burro su fuoco medio e disponi l'indivia su uno strato uniforme. • Cospargi con le noci. Copri la padella e cuoci per cinque minuti. • Mentre l'indivia sta cuocendo, sciogli il resto del burro con il miele e il timo, nel microonde o sul fornello. • Gira l'indivia e cospargila con la miscela di burro e miele. • Copri di nuovo per altri cinque minuti. Togli il coperchio e fai saltare per altri 3-5 minuti, in modo che l'indivia risulti leggermente dorata e caramellata. • Cospargi con sale marino e servi.		

Informazioni nutrizionali

Calorie	165	159	154
Grassi	6 g	5 g	4 g
Carboidrati	17 g	17 g	15,4 g
Proteine	12 g	12 g	10,5 g

Tempo di preparazione: 25 minuti - Porzioni: 4

Carote arrosto al cumino

	Tipo proteico	Tipo misto	Tipo carbo
Ingredienti	• 3 g di cumino macinato • 0,5 g di cannella in polvere • 1,5 g di sale marino • 0,5 g di pepe nero macinato • ½ limone fresco (facoltativo) • Qualche foglia di prezzemolo fresco e menta tritata per guarnire (facoltativo)		
	• 20 ml di olio di cocco • 450 g di carote fresche (circa 10)	• 15 ml di olio di cocco • 450 g di carote fresche (circa 10)	• 12 ml di olio di cocco • 220 g di carote fresche (circa 5)
Preparazione	• Preriscalda il forno a 200°C. Rivesti una teglia grande con carta da forno. Lava e pulisci le carote, quindi tagliale nel senso della lunghezza a strisce larghe circa mezzo centimetro. Metti le carote in una terrina grande. • Con una forchetta, mescola il cumino, la cannella, il sale e il pepe in una scodella per microonde. Unisci l'olio di cocco e fai sciogliere nel microonde (per circa 15-20 secondi). • Versa l'olio di cocco aromatizzato sulle carote e mescola bene con due cucchiai di legno. Assaggia e, eventualmente, regola il condimento. • Distribuisci le carote su un singolo strato nella teglia e arrostisci in forno per 15-20 minuti, finché le carote sono tenere e leggermente dorate. • Togli la teglia dal forno e spremi il succo di limone fresco sulle carote. Cospargi con le erbe aromatiche tritate.		

Informazioni nutrizionali

Calorie	94	94	87
Grassi	5 g	5 g	3,7 g
Carboidrati	12 g	12 g	11,5 g
Proteine	1 g	1 g	0,8 g

Tempo di preparazione: 25 minuti - Porzioni: 2-4

Chip di alghe nori al sesamo e aglio

	Tipo proteico	Tipo misto	Tipo carbo
Ingredienti	<ul><li>12 fogli di alghe nori</li><li>Acqua</li><li>3 spicchi d'aglio tritati</li><li>Un pizzico di peperoncino di cayenna macinato</li><li>Sale marino a piacere</li><li>7 g di semi di sesamo</li></ul>		
	• 15 ml di olio di sesamo	• 15 ml di olio di sesamo	• 2,5 ml di olio di sesamo
Preparazione	<ul><li>Preriscalda il forno a 135°C. Rivesti due teglie grandi con carta da forno o alluminio.</li><li>Disponi 6 fogli di alghe nori, con il lato lucido sopra, all'interno delle teglie. Con un pennello per dolci, spennella il lato lucido delle alghe nori con acqua, facendo attenzione ad arrivare fino ai bordi, quindi allinea accuratamente un altro foglio di alghe nori sul lato superiore e premili assieme. Ripeti con gli altri fogli di alghe nori, unendoli tutti.</li><li>Con le forbici da cucina o con un coltello affilato, taglia i fogli di alghe nori in strisce da 2-3 cm, quindi taglia a metà le strisce trasversalmente. Alla fine, dovresti avere circa 42 chip. Disponi le chip su un solo strato nelle teglie.</li><li>In una terrina piccola, mescola l'olio di sesamo, l'aglio e il peperoncino di cayenna. Spennella la parte superiore delle chip con la miscela ottenuta, quindi cospargile con sale abbondante. Distribuisci con le mani i semi di sesamo su tutte le chip.</li><li>Metti la teglia al centro del forno e cuoci per 15-20 minuti. Le chip diventeranno croccanti e assumeranno un colore verde scuro e lucido. Togli dal forno, assaggia e cospargi con altro sale se desideri; per ottenere la massima croccantezza, lascia raffreddare le chip prima di servirle.</li></ul>		

Informazioni nutrizionali

Calorie	97	97	83
Grassi	9,4 g	9,4 g	7,1 g
Carboidrati	12 g	12 g	8 g
Proteine	10,2 g	10,2 g	9,1 g

Tempo di preparazione: 25 minuti - Porzioni: 5

Piccoli frutti con panna di latte di cocco

	Tipo proteico	Tipo misto	Tipo carbo
Ingredienti	• 400 ml di latte di cocco • 200 g di piccoli frutti freschi: fragole, lamponi e/o mirtilli • 4 g di estratto puro di mandorla o vanillina • 10 g di mandorle a fettine • 15 g di fiocchi di cocco caramellato		
Preparazione	• Questa ricetta richiede un po' di preparazione: metti il latte di cocco nel frigo, meglio se per un'intera notte, ma comunque almeno per 3-4 ore. • Quando sei pronto per mangiare, raffredda il latte di cocco, una terrina metallica e le fruste del frullatore nel congelatore per 15 minuti. Mentre il latte di cocco si sta raffreddando nel congelatore, lava delicatamente la frutta e asciugala con fogli di carta cucina. • Scalda una padella antiaderente su fuoco medio-alto. Unisci le mandorle a fettine, mescolando continuamente con un cucchiaio di legno finché le mandorle sono dorate, per circa 3-5 minuti. • Quando il latte di cocco si è raffreddato, versalo nella terrina metallica (anch'essa fredda) e aggiungi l'estratto di mandorla. Sbatti bene il latte di cocco con il frullatore alla massima velocità, fino a ottenere una consistenza simile alla panna montata, per circa 5-7 minuti. La sua straordinaria cremosità ti sorprenderà! • Suddividi i piccoli frutti in 4 scodelle, quindi guarnisci con la panna montata. Cospargi ogni scodella con un po' di mandorle tostate e con i fiocchi di cocco caramellati. • L'avanzo della panna montata può essere conservato in frigo coperto per circa 3 giorni.		

Informazioni nutrizionali

Calorie	194
Grassi	16 g
Carboidrati	23 g
Proteine	18,9 g

Tempo di preparazione: 25 minuti - Porzioni: 4

"Hummus" di anacardi

	Tipo proteico	Tipo misto	Tipo carbo
Ingredienti	• 90 g di anacardi tostati non salati • 15 ml di olio extravergine di oliva • 3 spicchi d'aglio • 45 ml di succo di limone • Un pizzico di sale marino e pepe		
Preparazione	• Mescola tutti gli ingredienti in un frullatore fino a ottenere un composto omogeneo. • Per ottenere una consistenza più croccante, frulla per un periodo di tempo più breve. • Servi in tavola.		

Informazioni nutrizionali

Calorie	225
Grassi	20,2 g
Carboidrati	8,9 g
Proteine	5,3 g
Tempo di preparazione: 15 minuti - Porzioni: 6-8	

Mandorle speziate

	Tipo proteico	Tipo misto	Tipo carbo
Ingredienti	• 135 g di mandorle • 2 g di cumino macinato • 2 g di semi di coriandolo macinati • 3 g di sale marino		
	• 10 g di semi di sesamo • 2 uova	• 5 g di semi di sesamo • 1 uovo	• 3 g di semi di sesamo • 1 uovo
Preparazione	• Preriscalda il fondo ventilato a 180°C. • Metti un uovo in una terrina e sbattilo fino a renderlo leggermente spumoso. • Unisci le mandorle, il cumino, il coriandolo, i semi di sesamo e il sale e mescola bene il tutto. • Cospargi la miscela di mandorle in una teglia foderata con carta da forno. • Metti la teglia in forno e cuoci per 10 minuti, finché le mandorle sono leggermente dorate e l'uovo rassodato. • Togli dal forno e lascia raffreddare. • Prima di servire, spezza il composto cotto in forno per separare le mandorle.		

Informazioni nutrizionali

Calorie	189	171	167
Grassi	15,7 g	14,2 g	13,5 g
Carboidrati	8,3 g	7,1 g	6,4 g
Proteine	7,2 g	5,8 g	5,3 g
Tempo di preparazione: 20 minuti - Porzioni: 2-4			

Spuntini di cavolfiore gustosi

	Tipo proteico	Tipo misto	Tipo carbo
Ingredienti	• Sale marino e pepe • 1 g di cumino macinato • 1 g di paprika macinata		
	• 1 cavolfiore medio • 60-75 ml di olio extravergine di oliva	• ½ cavolfiore medio • 60-75 ml di olio extravergine di oliva	• ½ cavolfiore medio • 45 ml di olio extravergine di oliva
Preparazione	• Preriscalda il fondo ventilato a 180°C. • Taglia il cavolfiore in singole cimette di varie dimensioni e mettile in una teglia da forno. • Aggiungi l'olio, il cumino, la paprika, il pepe e un bel pizzico di sale. Mescola bene il tutto. • Cuoci in forno, mescolando ogni 5-10 minuti, per 20-30 minuti o finché il cavolfiore è cotto e ben dorato. • Togli dal forno e servi.		

Informazioni nutrizionali

Calorie	89,8	88,67	87,3
Grassi	4,5 g	4,3 g	4,1 g
Carboidrati	11,5 g	11,2 g	10,1 g
Proteine	4,2 g	4 g	3 g

Tempo di preparazione: 30 minuti - Porzioni: 4-6

Polpette di zucchine

	Tipo proteico	Tipo misto	Tipo carbo
Ingredienti	• 285 g di zucchine grattugiate, private delle estremità • 5 g di aneto fresco tritato • 200 g di mandorle • 5 g di sale marino • Un pizzico di pepe		
	• 285 g di macinato di manzo grasso • 1 cipolla tritata finemente • 3 uova	• 285 g di manzo tritato • 1 cipolla tritata finemente • 2 uova	• 285 g di macinato di manzo magro • 2 cipolle tritate finemente • 1 uovo
Preparazione	• Preriscalda il fondo ventilato a 180°C. • In una terrina, mescola assieme tutti gli ingredienti fino a ottenere un composto omogeneo. • Forma delle polpettine di circa 4 cm di diametro con il composto di zucchine e disponile in una teglia rivestita con carta da forno. • Cuoci le polpettine in forno per 25-35 minuti o finché sono cotte e ben dorate. • Togli dal forno e servi.		

Informazioni nutrizionali

Calorie	58	72	69
Grassi	2,7 g	6,8 g	5,4 g
Carboidrati	3,2 g	5,2 g	4,9 g
Proteine	5,1 g	7,36 g	5,9 g

Tempo di preparazione: 40 minuti - Porzioni: 6-8

Bocconcini di pesce

	Tipo proteico	Tipo misto	Tipo carbo
Ingredienti	• 1 carota media grattugiata • 15 ml di olio • 5 g di sale marino • Un pizzico di pepe		
	• 450 g di salmone in scatola, in salamoia, scolato • 1 cipolla piccola tritata finemente • 2 uova • 150 g di patate dolci a cubetti	• 425 g di salmone/tonno in scatola, in salamoia, scolato • 1 cipolla piccola tritata finemente • 1 uovo • 225 g di patate dolci a cubetti	• 425 g di tonno in scatola, in salamoia, scolato • 2 cipolle piccole tritate finemente • 1 uovo • 225 g di patate dolci a cubetti
Preparazione	• Preriscalda il fondo ventilato a 180°C. • Bolli la patata dolce in una casseruola con acqua finché diventa morbida. Scola tutto il liquido e schiaccia la patata con una forchetta. Il composto ottenuto deve essere molto asciutto. • In un'insalatiera, mescola bene tutti gli ingredienti. • Forma delle polpettine di circa 4 cm di diametro con il composto di tonno e disponile in una teglia rivestita con carta da forno. • Metti la teglia in forno e cuoci per 25 minuti. • Servi calde o fredde, con o senza salsa chili o piccante a piacere.		

Informazioni nutrizionali

Calorie	260	269	271
Grassi	8,9 g	10,1 g	10,1 g
Carboidrati	21,5 g	28,5 g	28,5 g
Proteine	19,2 g	25,6 g	25,6 g
Tempo di preparazione: 30 minuti - Porzioni: 6-8			

Chip di patate dolci viola e asparagi

	Tipo proteico	Tipo misto	Tipo carbo
Ingredienti	• 1 patata dolce viola piccola/media, lavata e tagliata a fettine lunghe e sottili • 1 mazzo di asparagi, tagliare gli steli in tre parti • Sale marino		
	• 15 ml di olio di cocco	• 4 ml di olio di cocco	• 7 ml di olio di cocco
Preparazione	• Preriscalda il fondo ventilato a 180°C. • Disponi le patate dolci e gli asparagi affettati in una teglia rivestita con carta da forno. • Versa l'olio di cocco a cucchiaiate sulle verdure, seguito da una generosa manciata di sale. • Metti in forno e cuoci per 20-25 minuti. Mescola ogni tanto se necessario, finché la patata dolce diventa leggermente croccante e gli asparagi sono ben cotti.		

Informazioni nutrizionali

Calorie	187	184	180
Grassi	4 g	3,8 g	3,1 g
Carboidrati	41 g	41 g	40,6 g
Proteine	6 g	6 g	5,3 g
Tempo di preparazione: 30 minuti - Porzioni: 2-4			

Verdure croccanti

	Tipo proteico	Tipo misto	Tipo carbo
Ingredienti	<ul><li>1 melanzana media tagliata a fette da 3-6 mm</li><li>2 zucchine medie tagliate diagonalmente a fette da 3-6 mm</li><li>2 cavoli rapa medi sbucciati, tagliati a metà e a fette da 3-6 mm</li><li>1 patata messicana media sbucciata e tagliata a fette da 3-6 mm</li><li>150 g di fagiolini, privati delle estremità e spezzati a metà</li><li>15 ml di olio di semi di vinacciolo o di olio di oliva</li><li>10 ml di salsa di soia tamari</li></ul>		
Preparazione	<ul><li>Taglia prima di tutto la melanzana. Alcune melanzane particolarmente grandi possono essere amare, quindi cospargi le fette con un po' di sale e lasciale riposare mentre prepari le altre verdure, facendo scolare il liquido amaro. Risciacqua le fette di melanzana e tamponale per asciugarle.</li><li>Disponi le verdure a fette di dimensioni simili, ben asciutte in un'insalatiera grande. Versa l'olio e la salsa tamari sulle verdure, mescolando bene.</li><li>Disponi le fette così condite sulla rete dell'essicatore o su una teglia da biscotti leggermente unta. Fai essiccare a circa 40-50°C per 4-8 ore o alla temperatura minima del forno per 3-4 ore, finché le verdure sono secche e croccanti, o leggermente croccanti-gommose. Le zucchine o le fette più spesse possono richiedere fino a 7-10 ore di essiccazione.</li><li>Lascia raffreddare. Togli le verdure dalla teglia e mettile in un contenitore a tenuta stagna. Si conservano a temperatura ambiente per 3-4 settimane.</li></ul>		

Informazioni nutrizionali

Calorie	85
Grassi	2 g
Carboidrati	16 g
Proteine	3 g
Tempo di preparazione: 20 minuti - Porzioni: 8	

Noci allo zenzero raffinate

	Tipo proteico	Tipo misto	Tipo carbo
Ingredienti	• 60 g di burro crudo biologico • 80 ml di salsa di soia tamari • 4 g di zenzero in polvere • 0,5 g di pasta wasabi giapponese (facoltativo) • 250 g di noci biologiche • 125 g di noci di macadamia o anacardi • 125 g di mandorle o noci pecan biologiche		
Preparazione	• Preriscalda il forno a 150°C; sciogli il burro in una piccola casseruola su fuoco basso. Mescola la salsa di soia, lo zenzero, il wasabi in una scodella. • Distribuisci le noci su una teglia per biscotti o un vassoio da forno 23x33cm. Versa il burro e mescola bene. Cuoci in forno per 15 minuti circa. • Togli dal forno. Aggiungi la miscela di zenzero e soia. Rimetti in forno e cuoci per altri 10 minuti circa. Togli dal forno. Adesso, lasciale raffreddare prima di mangiarle. • Fai raffreddare a temperatura ambiente. Riponi in un contenitore coperto. • Consuma entro pochi giorni, come se fosse un problema.		

Informazioni nutrizionali

Calorie	59
Grassi	6 g
Carboidrati	1 g
Proteine	1 g

Tempo di preparazione: 10 minuti - Porzioni: 2-4

Strisce gommose di verdura

	Tipo proteico	Tipo misto	Tipo carbo
Ingredienti	• 600 g di verdure cotte al vapore e frullate oppure di gazpacho o altra zuppa di verdure fresche senza latticini		
Preparazione	• Per essiccare le strisce gommose di verdura nell'essiccatore: versa circa 600 g di purè di verdura sulle reti da essiccazione in plastica o su vassoi rivestiti in Teflon. Fai essiccare a circa 60°C per 5-8 ore, finché il composto è abbastanza lucido e non è più appiccicoso. Togli dall'essiccatore, lascia raffreddare e dividi in quattro parti. Arrotola strettamente. Riponi in luogo asciutto. • Per essiccare le verdure nel forno: ungi molto leggermente una teglia da biscotti con olio di cocco e distribuisci uniformemente 450-600 g di purè di verdure denso o di zuppa sulla superficie, con uno spessore un po' maggiore ai bordi. • Regola il forno alla temperatura minima e fai essiccare le verdure finché sono asciutte, come illustrato sopra. Quando si sono solidificate, toglile dal forno, lascia raffreddare e taglia in pezzi delle dimensioni volute. Avvolgi strettamente. Riponi in luogo asciutto.		

Informazioni nutrizionali

Calorie	25
Grassi	0 g
Carboidrati	4,5g
Proteine	0 g

Tempo di preparazione: 15 minuti - Porzioni: 8

Crema di noci

	Tipo proteico	Tipo misto	Tipo carbo
Ingredienti	• 125 g di anacardi crudi o di mandorle spellate, possibilmente biologici • 250 ml di acqua fredda filtrata • 7 g di miele o ¼ di bustina di dolcificante alla stevia		
Preparazione	• Mescola gli anacardi, l'acqua fredda e il dolcificante ad alta velocità nel frullatore fino a ottenere una consistenza omogenea e cremosa. • Metti in frigo. Servi come budino in piccole porzioni da 30-45 ml oppure 15 ml come guarnitura sulla frutta o sui dessert. Riponi in un contenitore a chiusura ermetica. • Si conserva in frigo fino a un massimo di 2 giorni.		

Informazioni nutrizionali

Calorie	82
Grassi	7 g
Carboidrati	4 g
Proteine	3 g
Tempo di preparazione: 5 minuti - Porzioni: 4	

Halva veloce

	Tipo proteico	Tipo misto	Tipo carbo
Ingredienti	• 40 g di noci pecan, noci, mandorle o anacardi • 40 g di mirtilli neri o rossi essiccati • 15 g di fiocchi di cocco essiccati o freschi • 30 g di siero di latte in polvere all'aroma di vaniglia • 60 g di burro crudo di anacardi o di sesamo • 10 ml di latte di cocco o panna cruda		
Preparazione	• Metti la frutta secca ed essiccata, i fiocchi di cocco, il siero di latte in polvere e il burro di anacardi nel robot da cucina. Frulla finché le noci sono macinate. Con una spatola di gomma, stacca il composto dal fondo del contenitore. • Unisci il latte di cocco e mescola fino a ottenere un composto coerente. Con un cucchiaio, forma delle palline, delle quenelle oppure appiattisci il composto e taglialo in triangoli o rombi. • Puoi servire immediatamente o cospargere con fiocchi di cocco.		

Informazioni nutrizionali

Calorie	81
Grassi	4 g
Carboidrati	11 g
Proteine	1 g
Tempo di preparazione: 5 minuti - Porzioni: 8	

Lista della spesa: Tipo proteico

CARNE
- [ ] Manzo
- [ ] Bisonte
- [ ] Pollo (carni scure)
- [ ] Anatra
- [ ] Uova
- [ ] Capra
- [ ] Agnello
- [ ] Fegato
- [ ] Midollo
- [ ] Fagiano
- [ ] Cotolette di maiale
- [ ] Quaglia
- [ ] Coniglio
- [ ] Costine
- [ ] Animelle
- [ ] Tacchino (carni scure)
- [ ] Vitello
- [ ] Cervo
- [ ] Cacciagione

PESCE
- [ ] Orecchia di mare
- [ ] Acciughe
- [ ] Salmerino alpino
- [ ] Caviale
- [ ] Vongole
- [ ] Granchio
- [ ] Gambero d'acqua dolce
- [ ] Aringa
- [ ] Aragosta
- [ ] Sgombro
- [ ] Cozze
- [ ] Polpo
- [ ] Ostriche
- [ ] Salmone
- [ ] Sardine
- [ ] Capesante
- [ ] Gamberi
- [ ] Seppie
- [ ] Tonno (scuro)

LATTICINI
- [ ] Uova
- [ ] Formaggio
- [ ] Fiocchi di latte
- [ ] Kefir
- [ ] Yogurt

VERDURA
- [ ] Carciofi
- [ ] Asparagi
- [ ] Carote
- [ ] Cavolfiore
- [ ] Sedano
- [ ] Funghi
- [ ] Piselli
- [ ] Spinaci
- [ ] Fagiolini
- [ ] Zucca invernale

FRUTTA
- [ ] Mela (verde)
- [ ] Avocado
- [ ] Banana (con le punte verdi)
- [ ] Noce di cocco
- [ ] Olive
- [ ] Pera (non matura)

OLI/GRASSI
- [ ] Burro
- [ ] Panna di cocco
- [ ] Olio di cocco
- [ ] Olio di fegato di merluzzo
- [ ] Panna
- [ ] Olio di pesce
- [ ] Olio di lino
- [ ] Burro chiarificato
- [ ] Olio di oliva
- [ ] Olio di noci

FRUTTA SECCA/SEMI
- [ ] Mandorle
- [ ] Noci brasiliane
- [ ] Anacardi
- [ ] Semi di lino
- [ ] Noci di macadamia
- [ ] Arachidi
- [ ] Noci pecan
- [ ] Pistacchi
- [ ] Semi di zucca
- [ ] Semi di sesamo
- [ ] Semi di girasole
- [ ] Noci

Lista della spesa: Tipo carbo

CARNE

Consumare carni rosse magre solo occasionalmente o evitarle totalmente

- [ ] petto di pollo
- [ ] gallina faraona
- [ ] prosciutto
- [ ] maiale magro
- [ ] petto di tacchino

PESCE

- [ ] pesce gatto
- [ ] merluzzo
- [ ] platessa
- [ ] haddock
- [ ] halibut
- [ ] persico
- [ ] pesce azzurro
- [ ] sogliola
- [ ] trota
- [ ] tonno (bianco)
- [ ] rombo

LATTICINI

Scegli quelli a basso contenuto di grassi

- [ ] formaggio
- [ ] fiocchi di latte
- [ ] kefir
- [ ] latte
- [ ] yogurt
- [ ] uova

VERDURA

- [ ] barbabietola
- [ ] cime di barbabietola
- [ ] broccoli
- [ ] cavolini di bruxelles
- [ ] cappuccio
- [ ] bietola
- [ ] cavolo riccio
- [ ] mais
- [ ] cetriolo
- [ ] melanzana
- [ ] aglio
- [ ] cavolo riccio
- [ ] insalatine in foglia
- [ ] ocra
- [ ] cipolla
- [ ] prezzemolo
- [ ] pastinaca
- [ ] peperoni
- [ ] patata
- [ ] zucca
- [ ] ravanello
- [ ] rutabaga
- [ ] cipollotto
- [ ] zucca "spaghetti"
- [ ] germogli
- [ ] zucca estiva
- [ ] patata dolce
- [ ] pomodoro
- [ ] rapa
- [ ] crescione
- [ ] patata dolce
- [ ] zucca gialla
- [ ] zucchina

FRUTTA

- [ ] mela
- [ ] albicocca
- [ ] piccoli frutti
- [ ] ciliegia
- [ ] agrumi
- [ ] uva
- [ ] melone
- [ ] pesca
- [ ] pera
- [ ] ananas
- [ ] prugna
- [ ] pomodoro
- [ ] tropicale

OLI/GRASSI

Usare moderatamente

- [ ] Burro
- [ ] Panna di cocco
- [ ] Olio di cocco
- [ ] Olio di fegato di merluzzo
- [ ] Panna
- [ ] Olio di pesce
- [ ] Olio di lino
- [ ] Burro chiarificato
- [ ] Olio di oliva
- [ ] Olio di noci

Considerazioni finali

Non è il problema che conta, ma come lo affronti!

L'alimentazione è il vero elisir di lunga vita. Il cibo che mangi ha realmente il potere di determinare il tipo di vita che fai. La tua dieta ha il potere intrinseco di combattere le deformità spinali inquietanti come la scoliosi, che minacciano di fatto il tuo aspetto e il modo in cui ti senti.

Per sua stessa definizione, la scoliosi è un problema di squilibrio, una deviazione dal progetto originale della natura. Mano a mano che la nostra colonna vertebrale comincia a perdere la sua forma naturale, si insinua la curva scoliotica, portando con sé dolore e sofferenza.

Gli studiosi e le autorità del settore confermano in modo netto l'esistenza di metodi, testati nel tempo, in grado di ripristinare delicatamente l'equilibrio naturale, per mezzo di misure di natura olistica e nutrizionale. Basta consultare una copia del mio libro "Il tuo piano per la prevenzione e la cura naturale della scoliosi" per sapere dove trovare gli strumenti che la natura ti offre per sostenerti nella

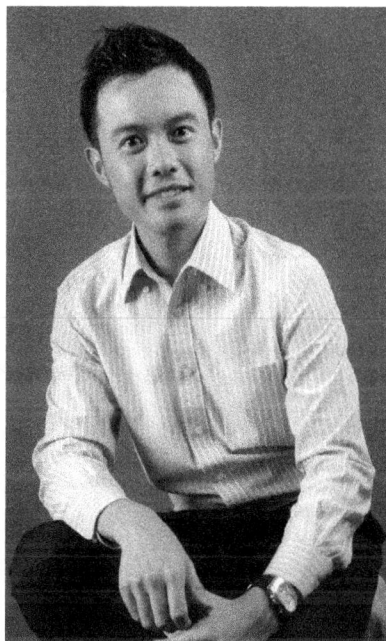

tua crociata! In fin dei conti, questi trattamenti olistici rappresentano l'unica soluzione a lungo termine per la scoliosi. La ricerca dimostra che i farmaci e persino la chirurgia sono solo misure temporanee, che possono risolvere i sintomi della scoliosi, come il dolore, la curva anormale e il disagio. Non tentano però di risolvere lo squilibrio che, in realtà, sta dietro questa deformità.

Abbi fede nel potere intrinseco che il cibo ha di curarti. Segui tutte le indicazioni di questo libro per ottenere i migliori risultati. Comprendi che i tuoi geni sono diversi e che ciò contribuisce a determinare l'ampiezza e la natura della scoliosi di cui soffri. Ciò che va bene per un'altra persona affetta da scoliosi potrebbe non essere altrettanto adatto per te. Fai uno sforzo sincero per conoscere il tuo tipo metabolico. Rifletti bene sulle domande prima di rispondere. Puoi anche prenderti una pausa di un'ora, o anche di un giorno, prima di trovare la risposta giusta per rispondere a una particolare domanda. Analizza e osserva le tue abitudini alimentari e gli effetti che ciascun gruppo di cibi ti provoca. Una volta che conosci il tuo tipo metabolico, accetta il verdetto e prepara il tuo menu personalizzato.

Come sicuramente hai visto, ci sono ingredienti specifici che ho identificato per i vari tipi metabolici. Segui le indicazioni per preparare i tuoi piatti e ottenere i migliori risultati.

Le numerose ricette contenute nel "Libro di cucina per curare la scoliosi" sono fatte per ispirarti abitudini alimentari migliori per la tua colonna vertebrale e per il tuo organismo. Puoi facilmente provare altre ricette e anche sperimentarne di tue: l'unico limite è la tua fantasia. Mentre procedi nel tuo cammino verso una migliore salute vertebrale, usa le altre risorse quali il DVD degli "Esercizi per la prevenzione e la correzione della scoliosi" per aumentare le tue possibilità di successo. Per maggiori informazioni, visita il sito www.HIYH.info, dove troverai i miei consigli, articoli e aggiornamenti gratuiti.

Come sempre, per qualunque domanda o problema, sappi che sono sempre al tuo fianco come amico, medico e guida. Avendo io stesso dovuto fare lo stesso percorso, comprendo le tue preoccupazioni e sono qui per darti tutte le risposte che ti servono. Tutto ciò che devi fare è contattarmi!

Puoi scrivermi all'indirizzo: scoliosis.feedback@gmail.com

Con i migliori auguri di salute, felicità e di una rapidissima guarigione dalla scoliosi!

Dott. Kevin Lau D.C.

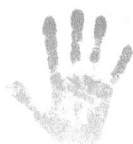

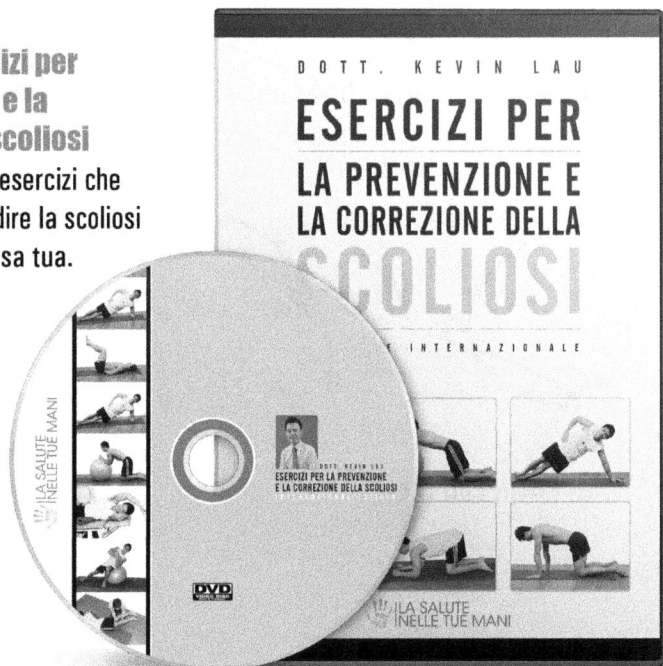

Libro di cucina

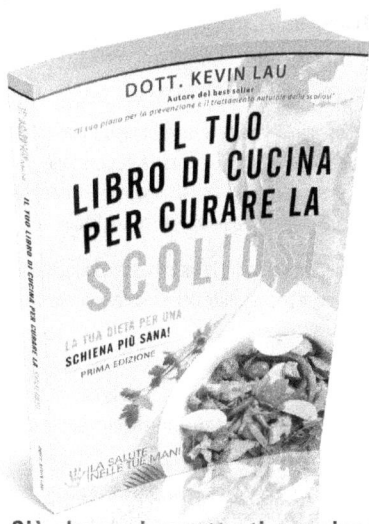

Rinforza la tua schiena, pasto dopo pasto!

La cura della scoliosi richiede un approccio complessivo, che ripristini l'allineamento naturale del corpo e al tempo stesso prevenga l'inevitabile degenerazione vertebrale che l'età comporta.

"Il tuo libro di cucina per curare la scoliosi" – una guida unica ed esclusiva per personalizzare la tua dieta con più di 100 squisite ricette, che rafforzano la colonna vertebrale per curare la tua scoliosi! Il libro ti svela tutti gli straordinari e ben collaudati segreti dell'alimentazione ottimale per la salute vertebrale, sotto forma di una semplice guida. Basta seguire le istruzioni passo per passo per scoprire quali sono i cibi adatti al tuo metabolismo e ai tuoi geni. Fatto questo, scegli la ricetta che ti piace di più e preparala con gli ingredienti adatti al tuo Tipo Metabolico.

Ciò che puoi aspettarti mangiando le squisite ricette di questo libro:

- Riduzione del dolore legato alla scoliosi
- Migliore crescita e sviluppo vertebrale
- Rafforzamento dei muscoli
- Rilassamento della rigidità muscolare
- Miglioramento del sonno
- Riequilibrio ormonale
- Aumento dei livelli energetici
- Prevenzione della degenerazione vertebrale
- Un aiuto per raggiungere la tua taglia ideale
- Rafforzamento del sistema immunitario

Diario

Il tuo compagno quotidiano per le 12 settimane per avere una colonna vertebrale più dritta e più forte!

In questa risorsa che accompagna il bestseller "Il tuo piano per la prevenzione e il trattamento naturale della scoliosi", il dott. Kevin Lau ti fornisce le conoscenze pratiche necessarie per completare con successo il tuo percorso salutare in 12 settimane. Basta seguirlo fase per fase, mentre ti guida verso una migliore salute vertebrale.

Fase Uno: Identifica le caratteristiche della tua scoliosi

Fase Due: Identifica le tue esigenze nutrizionali personali e il tuo tipo metabolico

Fase Tre: Rimani motivato seguendo il testato programma di esercizi del dott. Lau, corredato da illustrazioni degli esercizi e risorse di fitness complete

Fase Quattro: Sentiti concentrato e stimolato, registrando i tuoi progressi giorno dopo giorno

Fase Cinque: Guarda e aspetta mentre la tua scoliosi migliora, il dolore diminuisce e la tua schiena diventa più forte

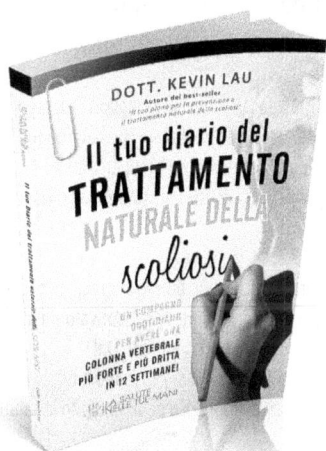

Per maggiori informazioni sul DVD, su ScolioTrack o sui libri, visita: www.HIYH.info

Chirurgia

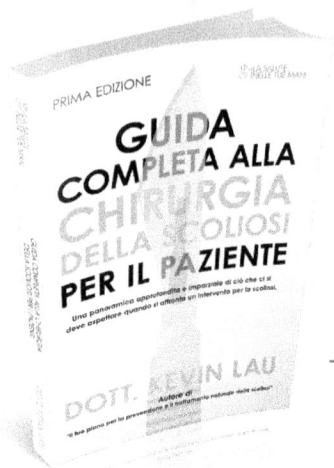

Una panoramica approfondita e imparziale di ciò che ci si deve aspettare quando si affronta un intervento per la scoliosi.

Un intervento chirurgico per la scoliosi non deve essere un'esperienza spaventosa, traumatica e segnata dalla preoccupazione. In effetti, avendo a disposizione adeguate informazioni e conoscenze, puoi prendere decisioni serene e basate sui fatti sulle possibilità di trattamento migliori e maggiormente consigliabili.

L'ultimo libro del dott. Kevin Lau ti aiuterà a scoprire le informazioni fondamentali più aggiornate per fare scelte consapevoli per la salute della tua colonna vertebrale.

Ti permetterà di:

- **Imparare come funziona la chirurgia spinale** – Compresa la descrizione delle varie componenti dell'intervento, come le barre permanenti inserite nel tuo corpo durante la fusione.
- **Scoprire i dati che fanno riflettere** – Per esempio, scoprirai che dopo l'intervento esiste la possibilità di non poter ritornare alla piena normalità, sotto il profilo dell'aspetto o del livello di attività.
- **Conoscere** i fattori che determinano la tua prognosi a lungo termine, illustrati anche per mezzo di casi dettagliati.
- **Capire** come valutare correttamente i rischi associati con i diversi tipi di chirurgia della scoliosi.
- **Ricevere buoni consigli** sul modo di affrontare il tuo intervento e su come scegliere il momento, il luogo e il chirurgo migliore in base alle tue necessità.

Gravidanza

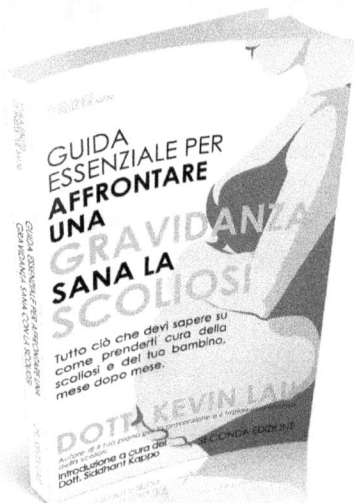

Una guida completa e facile da seguire per gestire la propria scoliosi in gravidanza!

La "Guida essenziale per affrontare una gravidanza sana con la scoliosi" è una guida che ti accompagna di mese in mese spiegandoti tutto ciò che hai bisogno di sapere per prenderti cura della tua colonna vertebrale e del tuo bambino. Il libro ti sostiene emotivamente, accompagnandoti in tutto lo straordinario viaggio per dare alla luce un bambino sano.

Questo libro fornisce risposte e consigli professionali alle donne in gravidanza che soffrono di scoliosi. È ricco di informazioni utili per affrontare gli sconvolgimenti fisici ed emotivi di una gravidanza, quando si è affette da scoliosi. Dal concepimento alla nascita e oltre, questa guida ti prenderà per mano e ti accompagnerà fino a diventare la madre felice e orgogliosa di un neonato in salute.

ScolioTrack

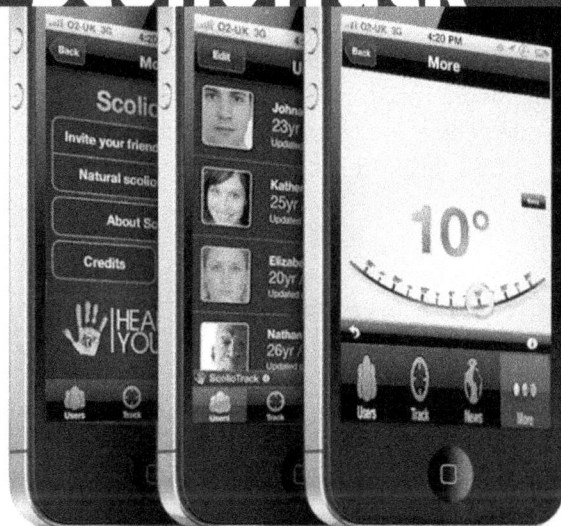

ScolioTrack è un modo sicuro e innovativo per monitorare la propria scoliosi mese per mese. Il dispositivo permette all'utente di registrare l'evoluzione delle curve vertebrali anomale che caratterizzano la scoliosi. Con un semplice tocco dell'iPhone, l'utente può monitorare facilmente la propria situazione mese dopo mese. Questo programma di semplice utilizzo è adatto per le persone affette da scoliosi di ogni età. Grazie al suo elevato livello di precisione, questa applicazione è adatta per i professionisti, quali medici, chiropratici o fisioterapisti; al tempo stesso, però, è sufficientemente semplice per essere utilizzata a casa per uso personale.

Scarica su **App Store** — DISPONIBILE SU **Google play**

Caratteristiche dell'applicazione

- Registra e salva l'angolo di rotazione del tronco (ATR) del paziente, una misura essenziale per lo screening e la pianificazione del trattamento della scoliosi.
- Registra il peso e la statura del paziente: perfetta per adolescenti in crescita affetti da scoliosi o per adulti attenti alla propria salute.
- I dati della scoliosi vengono visualizzati graficamente, evidenziando mese per mese le variazioni della patologia.
- La funzione della fotocamera scatta una foto della schiena del paziente per individuare eventuali cambiamenti visibili, quali gibbi costali, protrusione delle anche, allineamento del corpo o deviazione spinale, nonché per confrontarla facilmente con immagini archiviate in precedenza.

Scoliometro

UN PRATICO STRUMENTO PER LO SCREENING DELLA SCOLIOSI: L'APP SCOLIOMETRO

L'app Scoliometro è un utile e innovativo strumento rivolto a medici, specialisti e a coloro che desiderano eseguire controlli della scoliosi a casa. Possiamo offrirti un'alternativa sempre disponibile ed estremamente accurata, a un prezzo molto più accessibile. I medici e i terapisti che desiderano un modo semplice, veloce ed elegante di misurare la curvatura della colonna vertebrale possono usare questo strumento accurato. Gli specialisti utilizzano da molti anni lo scoliometro come efficace mezzo di screening della scoliosi e, adesso, puoi averne uno anche tu, sempre a portata di mano sul tuo smartphone.

Facile da usare, pulito e veloce per fornire misure accurate della scoliosi.

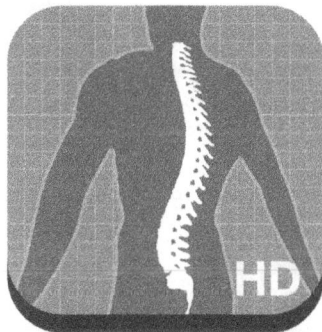

Scarica su **App Store** — DISPONIBILE SU **Google play**

Per maggiori informazioni sul DVD, su ScolioTrack o sui libri, visita: www.HIYH.info

Seguici

Resta connesso con gli ultimi consigli per la salute, le notizie e gli aggiornamenti del dott. Lau sui seguenti social media. Segui la pagina di La salute nelle tue mani su Facebook per avere l'opportunità di porre al dott. Kevin Lau domande sul libro, domande generali sulla tua scoliosi, sull'app per iPhone chiamata ScolioTrack o sul DVD degli esercizi:

facebook. www.facebook.com/Scoliosi.it

You Tube www.youtube.com/DrKevinLau

Blogger www.DrKevinLau.blogspot.com

twitter www.twitter.com/DrKevinLau

Linked in www.linkedin.com/in/drkevinlau/it

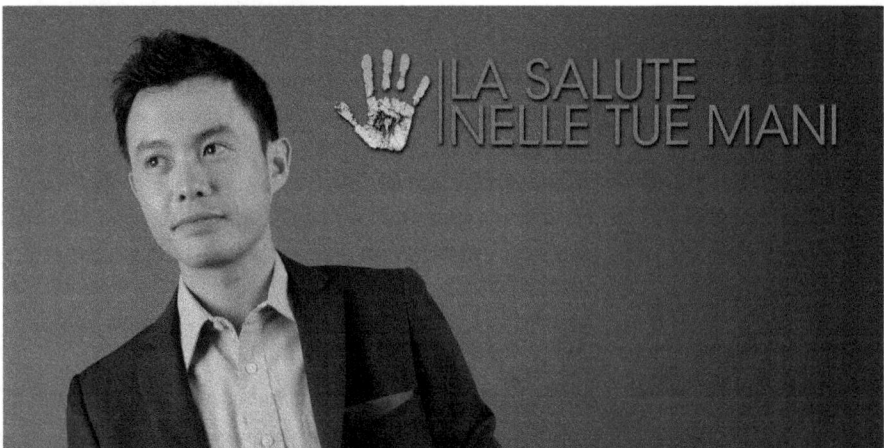

LA SALUTE NELLE TUE MANI